新・もう汗で悩まない

「汗博士」による多汗治療の最前線

五味　常明
五味クリニック院長・医学博士

ハート出版

「新・もう汗で悩まない」目次

第5章　精神性発汗の治療

第6章　生理的多汗と病的多汗の治療

第7章　デオドラントグッズの知識

第1章

人類の文明は汗のたまもの

◆日本人が直面している身体の変化

私が体臭多汗専門の病院を東京都内に開業して、20年以上経ちました。その間に、東京の街はどんどん暑くなっていることを実感します。

もともと日本は恵まれた雨がもたらす、潤沢な緑に覆われた国土を持っていました。そのため、蒸し暑い夏でも木陰が夏の強い陽射しを遮り、地面に降った雨が蒸発するときに地表の熱を奪ってくれ、涼を与えてくれたのです。

しかし今の東京の街は、アスファルトやコンクリートが敷きつめられ、雨を下水に直行させてしまいます。雨が地下に染み込まないために、都会のコンクリートの下は砂漠状態です。そのおかげで、地表は地熱を奪うことができず、地面に熱をこもらせています。試しに、真夏の夜更けに歩道のアスファルトに手を当ててみてください。地面は火照ったままであることがおわかりいただけると思います。

それだけではありません。東京の夏をここまで暑くした要因の一つが、冷房の普及です。電車には必ず冷房が設置され、建物にはクーラーがあり、自宅には部屋ごとにエアコンがあるのが当たり前になりました。そのおかげで、建物の中はめっきり涼しくなったのですが、その分、外部へ向けて熱気を吐き出しているのですから、街が暑くないわけがないのです。

街が暑くなれば、それを避けようと建物の中は冷房でどんどん涼しくなっていきます。それに伴い、街はどんどん暑くなっていくという悪循環が始まったのです。

こうして現代人は、夏になると暑い戸外と冷房で冷やされた寒い室内を往復する生活を強いられるようになりました。有史以来、人類は季節の変化に応じて、身体をそれに適応させて生き抜いてきました。例えば、人類は氷河期を経験したことにより、身体に皮下脂肪という栄養素と断熱材を蓄えることができました。しかし、これによって対応できるのは、あくまでも「厳しい寒さ」であって、「寒さと暑さの繰り返し」ではありません。人類は、この環境の変化に耐えられるような身体の変化を求められ始めたのです。

さて、私たちの身体で暑さを感じる場所は、皮膚と脳の二カ所です。皮膚と脳には、それぞれ温度を感じる温度受容器のセンサーがあり、互いのセンサーで連絡をしあって汗の量が調節されています。温度が安定しているときは、たいていは脳のセンサーが感じる温度情報をもとにして、汗がコントロールされます。逆に気温が急に変化したときは、皮膚のセンサーがキャッチする情報が優先されて汗の量が調節されるのです。これはかなり高度なチームプレイです。

具体的に、このセンサーがどのように働いているのか見てみましょう。

あなたは、夏の炎天下を歩いています。脳のセンサーが「汗を出しなさい」と発汗中枢に命令すると、皮膚の汗腺から汗が流れます。炎天下なので滝のような汗です。

あまりにも暑いので、あなたは喫茶店に立ち寄ることにしました。喫茶店の中は冷房でキンキンに冷やされています。すると、皮膚の温度が急激に冷やされ、すかさず皮膚のセンサーが「汗を止めなさい」と脳の発汗中枢に命令します。ところが、脳のセンサーは皮膚ほど敏感に気温を感知しないので、まだ高温のままなのです。ここで皮膚のセンサーの指示通りに汗を止めてしまったら、たまったものではありません。そこで脳のセンサーは、「まだ暑い。汗を止めるな」という命令を発汗中枢に送ります。

ここで困ったのは脳の発汗中枢です。同じ組織からまるっきり反対の命令を送られて、混乱してしまうのです。ただし、基本的に脳の中枢には、「冷たい」という情報を優先して認知する傾向があります。そのため脳のセンサーが「まだ暑い」と訴えても、皮膚のほうで「涼しい」と言われてしまえば、そのほうが優先されて汗は一気に収まってしまうのです。

暑い場所から冷房の効いた環境に入ると、すぐに身体中の火照りが収まった気分になりますが、実は脳の中では、汗を止められて火照った状態が続いているのです。これを「うつ熱」といいます。自動車のエンジンがオーバーヒートしそうなのに、冷却器を止めて自動車のボディにばかり水をかけているようなものです。

さて、喫茶店で一息ついたあなたは、再び炎天下の外へ歩き出します。これまでキンキンに冷やされた冷房の中から一気に灼熱の日ざしと熱気に当てられた皮膚のセンサーは、すかさず「汗を出しなさい」という命令を発汗中枢に出します。

その一方で、脳のセンサーはずっと「汗を出しなさい」という命令を出し続けていたわけですから、双方からの指示により凄い勢いで汗が噴き出してしまうのです。

人間の汗腺は通常このような発汗命令を想定していないため、汗の製造限界能力を超えてしまいます。そうすると、汗腺が非常に疲れてしまいます。また、汗腺の導管部では、血液から取り込まれた水分や大事なミネラルを十分に再吸収できずにロスしてしまうことになる上に、流れるほどの大汗は蒸発しにくいので、量の割にはそれほど体温を下げられません。その結果、体温はまた急上昇し、病気でもないのに異常な高熱を出してしまうことにもなります（発汗の仕組みについては第2章にて詳述します）。

このように暑さと寒さを繰り返していると、体温を調節する中枢は、脳で感じる温度よりも皮膚で感じる温度の変化に敏感に反応するようになります。その結果、日本人の身体がどんどん変化してしまっているのです。

◆なぜ低体温児が増えているのか

急激な街の変貌と歩調をあわせるかのような日本人の身体の大きな変化……これはいったいどのようなものなのでしょうか。

人間は活動するためのエネルギーを食物から取ったり、動きまわったりしたときに莫大な「熱」を産生します。熱が出ると体温が上がります。しかし体温がどんどん上がっていくと人間の身体が熱に耐えられなくなってしまいます。そこで、人間は汗をかくことで体温を調節し、身体を熱から守っているのです。人間が「恒温動物」と呼ばれるのは、体温を一定に維持する機構を体内に備えているからです。

その人間を恒温動物たらしめている発汗機構の一つが汗腺です。汗腺については次章で詳述しますが、汗腺は体表面に点在し、汗を体外に放出する穴のようなものです。

汗腺は、体温の恒常性を維持するために、体外の環境に応じて柔軟に働いたり休んだりします。このせっせと働いて汗を流している汗腺を「能動汗腺」といいます。

例えば、熱帯の熱いところで生活した人は、能動汗腺が発達し、逆に寒いところで生活した人は能動汗腺が少なくなるのです。日本人の場合は、温帯で四季があるため、熱帯人と寒帯人のちょうど中間くらいの汗腺の数（250万~350万くらい）に収まるのが普通です。

もともと、日本という風土は四季の変化が多様なために、日本人の汗腺は非常に繊細かつ順応性に優れています。暑い夏は汗をかいて働く能動汗腺を増やし、汗をかく必要の少ない寒い冬は汗腺を休ませるなどと、四季折々に能動汗腺の数や汗腺の機能を調節しながら気候の変化に順応していたのです。

ところが、最近若い世代、特に子供たちに異変が起きています。それをこれからご説明しましょう。

体温を調節する汗腺の働きは、生まれてから3才くらいの間にどのような温度環境で生活したかで決まります。

エアコンなど全くない昔の日本では、乳幼児であれ日本の四季折々の気温を体感してきました。ムシムシした炎天下の夏には大汗が原因の汗疹《あせも》に悩まされ、雪が降り寒さにこごえる冬には汗疹の代わりにしもやけの洗礼を受けたものです。昭和のお母さんたちは、赤ちゃんの肌を守るベビーパウダーが手放せなかったと聞きます。

ところがエアコンが完全に普及した現代の乳幼児は、夏だろうが冬だろうが、エアコンで快適な温度に調節された空間で育てられます。

汗をかく必要がないのですから、汗腺は当然発達しません。汗を「かかないこと」は、「かけなくなること」につながります。汗腺が十分に発達していない子供たちは、成長して外に出るようになっても、体温を下げるために必要なだけの汗を十分にかくことができないのです。これでは体温の恒常性が維持できませんから、身体のほうでも生体防御反応として、基礎代謝を低くすることでできるだけ身体の熱を産生しないように調節します。

その結果、平熱が35℃程度の「低体温児」が増えているのです。

通常、子供の体温は36℃台ですが、それと比べると「たった1℃」と思われる方もいるかもしれません。しかし、この差は人間にとって非常に大きな差なのです。

たとえば基礎体温が35℃の子供の体温が、2℃上がって37℃になったとします。それは37℃を平熱とする人からすると、39℃の高熱を出したことと同じなのです。3℃も上がって38℃にもなったら、普通の人が40℃になったと同じことなのです。真夏の炎天下での重篤な熱中症に匹敵します。

猛暑でもないのに眩暈に襲われたり、ひどいときには意識を失って、校庭や教室で次々と児童が倒れていく、こんなことが夏の光景として珍しくもないようになっているのです。こうした症状を、私は「疑似熱中症」あるいは「隠れ熱中症」と呼んでいます。

そんな現状にもかかわらず、保護者からは、「エアコンのない教室では勉強に集中できないから教室すべてにエアコンを設置してほしい」という要望が学校に寄せられているそうです。しかし、子供たちが空調の効いた環境でしか生活できないようになったのは、親である保護者が子供が小さなうちからエアコン漬けにし、汗をかく機会を奪ってきたからなのです。

◆人間の体温の限界

人間が身体の機能を最適に保つ体温は、37℃弱とされています。人間は体温を一定に保つ機構を身体に備える恒温動物であるということは前述しましたが、それではなぜ人間は体温をほぼ37℃弱に保つ必要があるのでしょうか？

これにはいくつかの理由があります。

生物である人間は生きるためのエネルギーを、食物の消化吸収によってできた糖質やアミノ酸といった物質を、合成したり分解したりして得ています。そのとき、細胞のレベルでは、様々な酵素が使われて化学反応や代謝が行われています。それらの酵素の働きがスムーズに行われるためには、その反応の速度は常に安定している必要があります。実は、多くの酵素の活性が最適になる温度がおおよそ37℃なのです。

それだけではありません。たとえば、体温が仮に10℃程度上がり、47℃になったと想定しましょう。そうすると細胞レベルでの代謝の速度は、37℃のときの2倍以上にもなってしまいます。その結果、通常以上の熱が産生されますが、その熱がさらに体温を上げ、さらに代謝の速度を増すという悪循環が生じてしまいます。実際には、それ以前の45℃前後で体の大切な成分であるタンパク質が変性して破壊されてしまい、死に至ります。

逆に体温が下がると代謝の速度が落ち込み、下限では、常温から4℃下がった33℃くらいで意識が失われ、20℃以下で全ての臓器の生理的働きは停止します。

このように、恒温動物はある一定の範囲で体温が調節されなければ、生きていけないことがわかります。

特に、私たち人間は、長い進化の過程で、脳細胞を著しく発達させてきました。この脳細胞こそが体内でもっとも盛んに代謝が行われている場所であり、体の温度のちょっとした変化にも敏感に反応するのです。ですから、脳の発達した私たち人間にとって、約37℃に体温を調整することは、正常な生活をしていく上で絶対に必要な条件なのです。

◆文明は汗のたまもの

暑いときに象が鼻で身体に水をかけたり、豚や猪が泥の中で転がったり、犬が舌を出してハァハァとあえぐといった生態をご存じの方も多いと思います。

実は、これはすべて体温の調節法なのです。人間のような体温調節のための汗腺を持たないこれらの動物たちは、象なら汗の代わりに自分の身体に打ち水をして体温を下げ、豚や猪は泥で身体を冷やし、犬は口から水分を蒸散させているのです。

馬や牛は、ニオイを出す役目を持った原始アポクリン腺という汗腺の分泌能力を高め、体温調節に使っています。ただし、人間のように外気温に反応して発汗するわけではなく、運動することでアドレナリンを放出し、そのうえで原始アポクリン腺を刺激することで汗を出しているのです。

哺乳類の中で、外気温の上昇に素早く反応し身体から水分を分泌させて体温を調節する機構を備えたのが、人間を含む霊長類です。中でもエクリン腺という発汗専門の汗腺を、もっとも発達させたのが人類なのです。すべての生物の中で、汗をかくという体温調節法で文明を築いてきたのは人類だけです。

では、なぜ人類だけが汗腺を発達させなければならなかったのでしょうか?

それは、人類の進化と密接に結びついています。

人類は、他の動物と比較にならないほど中枢神経を発達させました。中枢神経をつかさどるのは脳です。脳の働きはしばしばコンピュータにたとえられますが、温度の変化にきわめて敏感なところもよく似ており、とりわけ高温には弱いのです。

人類が活動するためにはエネルギーが必要です。できるだけ高いエネルギーの栄養源を摂取して、それを体内の代謝によって活動エネルギーに変換しなければなりません。

人類が生命活動に必要なエネルギー源であるＡＴＰを生産する工程を、クエン酸サイクルといいます。簡単に言うと、食べたものを細胞のミトコンドリアの中で活動エネルギーに変換するシステムです。

しかし、このシステムには重大な問題があります。

栄養素から変換される活動エネルギーは四分の一から三分の一くらいにすぎず、ほとんどが熱となって放出されてしまうのです。発生した熱は体温の上昇につながり、脳の温度も押し上げます。高温では働けない脳細胞にとって、これは大変に不都合なことです。

人類は活動に不可欠なエネルギーを得ようとすると、それ以上に副産物の熱が出て脳の活動を阻害するという二律背反に直面しました。その結果、エネルギーをより多く得て身体の活動を優先するべきか、それともエネルギーと熱の生産を抑えて脳の安全を守るべきか、この二者択一を迫られたのです。

そこで脳を守るために、特別の体温調節器官が必要となりました。

人間が無意識に行っている熱放散システムは、大きく分けて三種類あります。

第一は、外気との温度差によって、自然に熱が体内から放出されるもので、これを放射（輻射《ふくしゃ》）といい、すべての熱の放出量の半分を占めます。

第二は伝導対流です。身体に直に触れている物に熱が移動したり、身体の周りに接触している空気が、風や身体の移動で動くことで、熱が空気中に放出されるのです。これは全熱産生の約15パーセントが放出されます。

第三が蒸発です。人間の身体のほとんどは水です。その水は絶えず皮膚表面に滲出して蒸発したり、口から呼気とともに蒸発していきます。これは無意識の蒸発のため、「不感蒸泄《ふかんじょうせつ》」と呼び、この蒸発で20~30パーセントの熱が放出されます。

これらのシステムだけで熱生産量の約90パーセントが失われることになり、一見これで十分かと思われます。しかし、外気温が体温より低い場合はいいのですが、熱帯地域などでは外気温のほうが体温より高いことも多く、そうなると放射によってかえって体温が上昇してしまいます。

そこで人類は、第三のシステムである蒸発の機能を発達させることで、もっと積極的な熱放散システムを構築していきました。

蒸発に使われる水分は、人体の構成要素のほとんどを占めており、この潤沢な水分を必要に応じて皮膚表面に出すことで、水分が蒸発するとともに体温は気化熱として奪われていきます。これを気温の上昇に応じて、一つのサイクルにできれば、実に効率的に体温の上昇を防ぐことができるのです。

人類はそれまで他の哺乳類同様にニオイ発生専門の汗腺である原始アポクリン腺は持っていましたが、これを改良して、体温調節専門の汗腺であるエクリン腺を作り上げたのです。つまり、人類は脳と汗腺をセットで進化させ、汗腺の進化なくして脳の進化はなかったといっても過言ではないでしょう。

汗腺あってこその脳なのです。それゆえに人類の文明構築は、汗腺の進化のたまものであり、文字通り汗をかく行為によって万物の長たることができたのです。

◆発汗はなぜ必要か

人類は、三種類の熱放散システム（放射・伝導対流・蒸発）によって体温を調節しています。それぞれから放出される熱量の比は、おおよそ5対3対2の割合になります。これによると、蒸発（その大部分が発汗）が占める割合が一番小さいことがわかります。

しかし、この割合だけ見て「なあんだ、発汗はそれほど重要じゃないんじゃないか」と考えるのは早計です。なぜなら、この放熱量の計算は、暑くも寒くもない快適な状態で安静にしているときに行われたものだからです。

暑い夏や寒い冬もある地球上で生活している人類にとっては、温度が急激に上昇したり低下したときや激しく動かなければならないときにこそ、体温の調節が必要とされます。たとえば、外気温が体温よりかなり高くなったときなどは、放射や伝導対流といった方法では、逆に熱が体内に入り込んでしまうこともあります。

そういう状態でも熱を逃がす方法が、蒸発、つまり発汗なのです。

ここで、あなたが真夏の炎天下でマラソンをする場面を想定してください。そういう状況では、普通なら10分も走っただけで１００cc程度の汗はすぐかくでしょう。でも、たったこれだけの発汗が、あなたの体温を1℃下げてくれて走り続けることを可能にしているのです。

ちょっと簡単な計算をしてみましょう。人間の体重1キログラムあたり、1℃上昇させるのに必要な熱の量（比熱）は、0・83キロカロリーです。仮に、あなたの体重を70キログラムとするなら、あなたの体温が1℃上がって37℃から38℃になる場合、0・83×70で約58キロカロリーの熱量が体内で生産されるということです。

一方、1gの水が蒸発するときに奪う気化熱は0・58キロカロリーですから、１００グラムの汗が蒸発したとしたら、0・58×１００で58キロカロリーとなり、体重70キログラムの人の比熱とほぼ同じになります。

つまり、あなたが炎天下で走っても体温が上がり続けずに、37℃に保たれたとしたら、それはたった１００ccの汗があなたの体温の上昇を防いでくれたということです。そのとき、もし一滴も汗をかかなかったとしたら、あなたの体温は、みる間に38、39℃と上昇して、歩くことさえできなくなるでしょう。

また、外気温の急激な変化に対して、体温が常に一定に保たれるためには、熱の放出量だけでなく、その反応がすばやく行われる必要があります。この点に関しても、私たちの体には、熱の産生や放出が反射的に行われるすばらしい仕組みがあります。

例えば、外界の温度が低い場合には、ふるえなど皮膚や筋肉の不随意収縮や筋運動によって熱産生が増大します。また体内ではすぐに甲状腺や副腎髄質からのホルモン分泌が増加し、それによって代謝が促進され、熱が産生されます。同時に、皮膚の血管は収縮し、発汗が抑えられます。さらに皮膚の毛が立ち（鳥肌）、皮膚に接触している空気層を厚くすることで、熱が外に逃げるのを防ぎます。一方、外界の温度が高い場合には、逆のメカニズムにより、皮膚の血管が膨張して発汗が増加し、蒸発による熱の放出を促すように働きます。

このように、汗をかくことは、体温を調節して生きていくために必要不可欠なことがわかります。

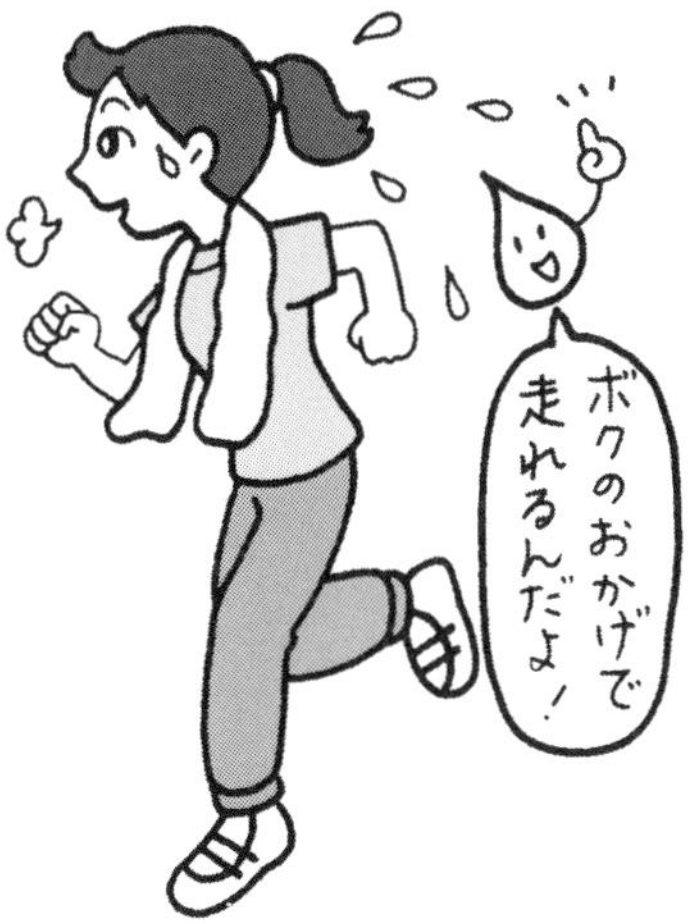
ボクのおかげで走れるんだよ！

◆よい汗と悪い汗

発汗が大切だということは、これまでのお話でご理解いただけたと思いますが、一口に汗と言っても、汗には「よい汗」と「悪い汗」があることはご存じでしょうか。

汗の成分は99パーセント以上が水です。それ以外の成分としては、舐めてみれば分かるように塩分がほとんどです。ほかに微量ですがカリウム、マグネシウム、亜鉛、鉄、重炭酸イオンなどのミネラルや電解質、さらに乳酸、尿素などの老廃物が含まれます。

「汗は尿と同じ排泄物」と思っている方が意外と多いのですが、これは間違いです。確かに汗は微量ながら老廃物も含みますが、尿のように排泄を目的としたものではありません。

実は、汗の成分は、血液の血漿の成分を薄めたものと同じなのです。

発汗には水分さえあればいいわけですから、別にミネラルなどの栄養分が入っている必要はありません。それどころか、汗をかくたびに栄養分を排出してしまっては、人類は生きていけません。純粋な水を分泌できれば、それに越したことはないのです。しかし、人類の汗腺はまだまだ純粋の水を汗として分泌できるようにはなっていないのです。

そこで、汗腺は血液から血球を除いた血漿を汗として汲み出し、血漿の成分だけ血液に再吸収して、その残りの水分を汗として出しているのです（42ページ図２参照）。

この血管に戻すための濾過機能が、汗腺の再吸収という大切な働きです。ところが現実は、まだ再吸収の機能が完璧に仕上がっていないため、血管から汲み取った血漿のごく微量の成分が一緒に体外に排出されてしまうのです。

この濾過機能により多くの血漿成分を再吸収できた汗を「よい汗」、血漿成分を十分に再吸収できなかった汗を「悪い汗」と私は呼んでいます。

よい汗の特徴は、小粒で濃度が薄く、水に限りなく近い成分です。そのため皮膚面で蒸発しやすく、しかも血漿の成分を含まないので体温調節を効率的にできる有効な汗といえます。

一方、悪い汗の特徴は、大粒で濃度が濃く、ネバネバしています。皮膚面で蒸発しにくいので、体温調節の効率が悪いうえに、身体に必要なミネラル分が含まれていますから、大量にかけば夏バテなどの慢性疲労や、熱中症の原因ともなってしまうのです。

さて、それではよい汗をかくためにはどうしたらよいでしょうか。

実は、汗腺の機能は汗をかけばかくほど高まるという性質を持っています。逆に汗をかかないでいると、汗腺の機能は低下していくのです。中でも汗腺の機能でもっとも低下しやすいのが、「よい汗」と「悪い汗」を決定する汗腺の再吸収力なのです。

ですから、汗をどんどんかいて汗腺を鍛えるのが、よい汗をかく一番の近道なのです。

第2章

汗をかく仕組み

◆エクリン腺とアポクリン腺

汗を分泌する腺＝汗腺には、エクリン腺とアポクリン腺の2種類があります（図1）。普通私たちが「汗をかく」というときの汗は、エクリン腺からの汗のことです。エクリン腺は、体のほとんどの部分に広く分布しています。エクリン腺のないところを探すほうが大変なくらいです。エクリン腺がないのは、外耳道や爪で被われている部分、唇など、ごく限られた部分です。たしかに、唇に汗腺があったら、暑いときに何を食べても塩味になるでしょうし、爪の下に汗をかいても蒸発しなくて困ります。

エクリン腺の腺体は皮膚の表面から約1～3ミリメートルのところの、真皮層から皮下組織の上部にかけて存在します。その大きさは約60～80ミクロンで、肉眼では見えず、もう一つの汗腺であるアポクリン腺に比べてかなり小さいので、日本語では別名、小汗腺と呼ばれることもあります。

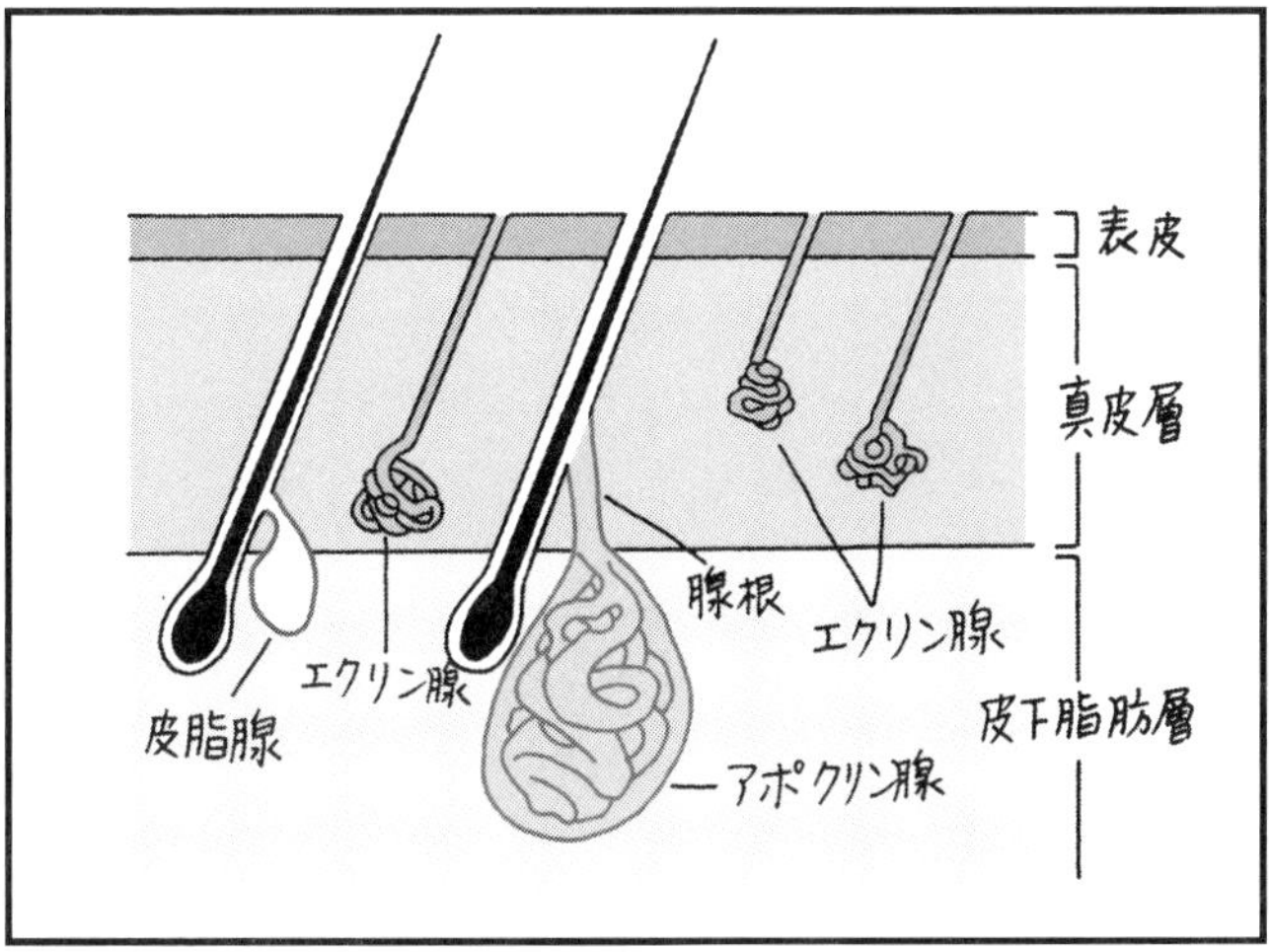

図１　エクリン腺とアポクリン腺

エクリン腺が小さいのには、理由がありま す。それは、大粒の汗を一度に出すよりも小さな汗腺からできるだけ小粒の汗を満遍なく出すほうが蒸発しやすく、少量の汗で体温を効率よく下げることができるからです。

エクリン腺は体全体に分布していますが、その数には個人差があります。少ない人で約２００万個、多い人で約５００万個、平均約３５０万個といわれています。

それらのエクリン腺が、すべて汗を出しているわけではなく、実際に活動している汗腺は半分程度です。それらを、能動汗腺と呼びます。ですから、実際の汗の量は、この能動汗腺の数に影響されます。

この能動汗腺の割合は、生後約三年くらいの間に生活した環境に影響されるといわれています。たとえば、熱帯地方で生まれ育った人では、寒冷地方で育った人より、能動汗腺の量が多く、猛暑下での体温調節がスムーズに行われるようです。

また、能動汗腺の量は、体の部分によっても異なります。その分布密度は額、手のひら、足のうらに多く、このことが後で述べる手のひら・足のうら多汗症の原因のひとつとなっています。

能動汗腺に対して、汗をかかずに休んでいる汗腺もあります。「汗腺があるならすべて働けばいいものを、怠けているなんて非効率だ」などと思う方もいらっしゃると思います。

しかし、私はこれにもちゃんと意味があると考えています。

これは、あくまでも今の地球の環境において必要な汗腺が現在の能動汗腺ということであり、今後地球がこれ以上過酷な環境になったときでも、せめて脳の温度だけでも守れるようにと待機していると思うのです。

また、進化という方向に目を向ければ、これ以上脳が進化して微妙な温度調節が必要になっても大丈夫だという無言のメッセージとも受け取れるのです。

一方、アポクリン腺のほうは、人間の場合、体のごく限られた部分にだけあります。そのほとんどは腋の下にあります。残りはごく少量ですが、乳輪、へその周囲、外耳道、外陰部、肛門周囲などに存在することもあります。エクリン腺は体温調節のために必要なものですから、すべての人のほぼ全身に存在しますが、アポクリン腺の数は腋の下に限っても、人種によって、また同じ人種でも個人によってその量に大変差があります。

最近の研究で、「ＡＢＣＣ11」という人間が持つ遺伝子の配列によって、アポクリン腺の量が決まることがわかりました。詳細はかなり専門的になるので略しますが、塩基配列がＡＡの人はアポクリン腺が少なく、ＡＧやＧＧとなると多くなるとのことです。

アポクリン腺は、皮下組織の上部で毛穴と一致したところに存在し、その腺体は腋窩では肉眼で十分確認できるほど大きく、日本語では別名大汗腺と呼ばれています。

アポクリン腺の役割は、体温の調節ではなく、体臭の原因となる汗を産生することです。

多くの動物では、仲間同士の確認や異性を引きつけるフェロモンのような役割を担っており、非常に発達しています。人間の場合は直立歩行するので、腋は相手の鼻に比較的近い位置にあり、人間のアポクリン腺が主に腋の下にあるのも合理的なことだったのです。

しかし、人間のアポクリン腺は進化の過程で徐々に退化してしまい、現在ではその分泌液のニオイは、日本語ではワキガと呼ばれ、忌み嫌われる傾向があります。

特に日本人はワキガのニオイを嫌うことが多い傾向にありますが、その理由としては、清潔志向の強い日本人の間では「ニオイ＝不潔」のイメージが一般的であるうえに、ワキガ体質の人が少数派であることも考えられるでしょう。

しかし、今ではすっかり嫌われてしまっているそのニオイも、本来は動物のフェロモンのように異性を惹きつける役目や自他を識別する手段としての役目をしていたはずです。

私は、日常数多くのワキガの人の治療をしていますが、そのワキガ臭も決して同じではなく、人によって異なるのです。ワキガ臭をことさら忌み嫌うのでなく、「ワキガ＝個性」と考えるおおらかさも大切ではないでしょうか。

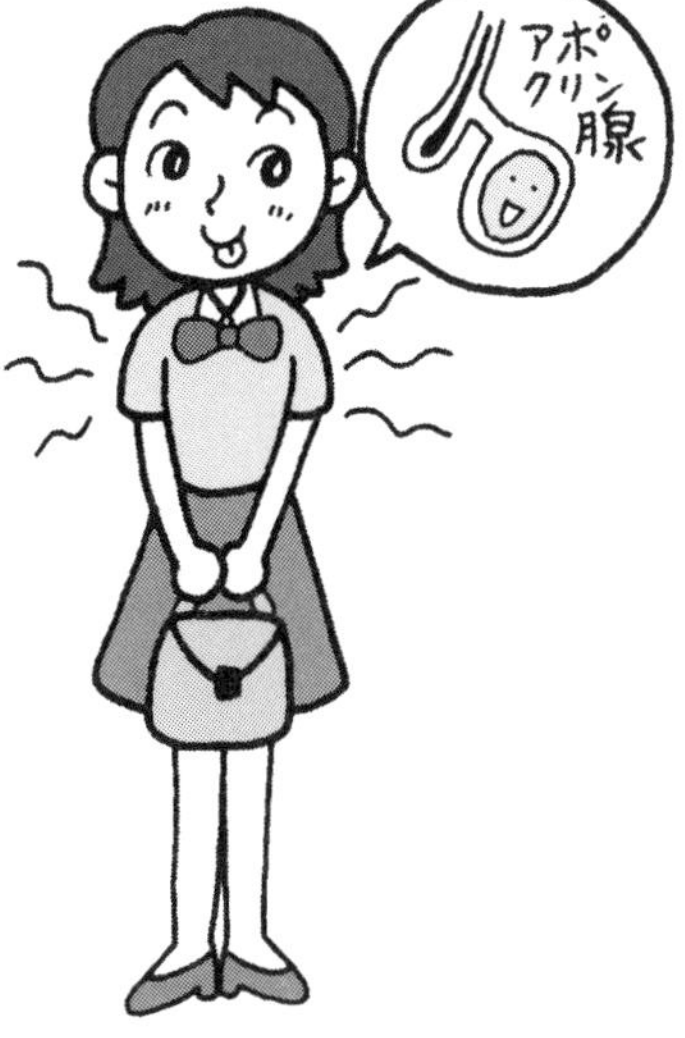
アポクリン腺

◆エクリン腺汗とアポクリン腺汗の成分

汗の成分も、エクリン腺とアポクリン腺とではかなり違いがみられます。

エクリン腺の汗は99パーセント以上が水です。その他ごく少量のナトリウムと塩素（つまり食塩）やカリウムやカルシウム、重炭酸イオンなどの電解質、尿素、アンモニアなどが含まれています。つまり、汗の成分構成は、血漿の成分とほぼ同じで、両者では各成分の濃度が異なっているだけともいえます（表1）。

このことから発汗は、余分なものを排泄しているのではなく、体にとって必要なものを犠牲にしてでも体温調節を行う機能であることがわかります。それほど汗は重要なものなのです。

一方アポクリン腺の汗の成分は、これとは大分異なります。

アポクリン腺の汗には、塩分は非常に少なく、タンパク質・脂質・各種脂肪酸・糖質・ア

	汗中の濃度		血漿中の濃度
	mg/100ml	mM/l	
ナトリウム	70 ～ 275	30 ～ 120	136 ～ 145（mM/l）
塩素	35 ～ 350	10 ～ 100	96 ～ 110
カリウム	20 ～ 135	5 ～ 35	3.3 ～ 5.3
カルシウム	2 ～ 40	0.5 ～ 10	4.3 ～ 5.5
重炭酸	12 ～ 16	2 ～ 10	22 ～ 28
アンモニア	＜ 50 ～ 130	＜ 3 ～ 8	＜ 0.08（mg/100ml）
尿素	70 ～ 160	12 ～ 27	20 ～ 40
乳酸	70 ～ 350	8 ～ 40	4 ～ 16

小川徳雄著「新　汗のはなし」より引用

表１　汗と血漿の成分比較

ンモニア・ステロイド類・色素リポフスチン・鉄分など、実に多彩な成分が含まれています。最近の研究では、3methyl-2-hexenoic acid などの脂肪酸やアンドロステノンのようなステロイドが、ワキガ臭の特異的なニオイの原因ではないかと言われています。また、その汗はサラッとしておらず、粘り気があります。

このような差がみられるのは、アポクリン腺とエクリン腺の汗の分泌の仕方に違いがあるからです。

エクリン腺の汗は、まずその原液がコイル状の腺体（分泌管）で血漿からつくられます。この原液は、血漿と同じくらいの塩分濃度な

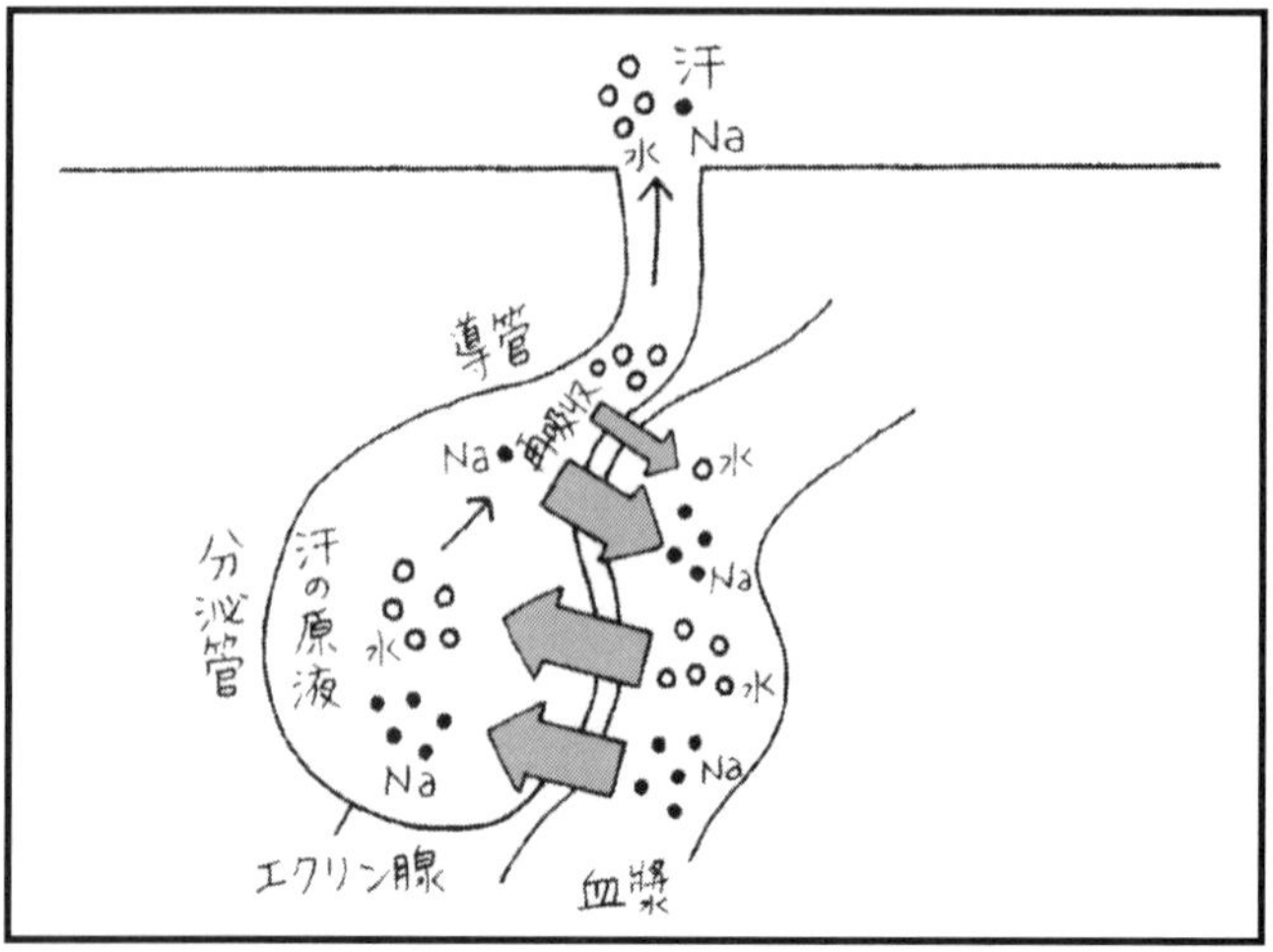

図2　エクリン汗産生の仕組み

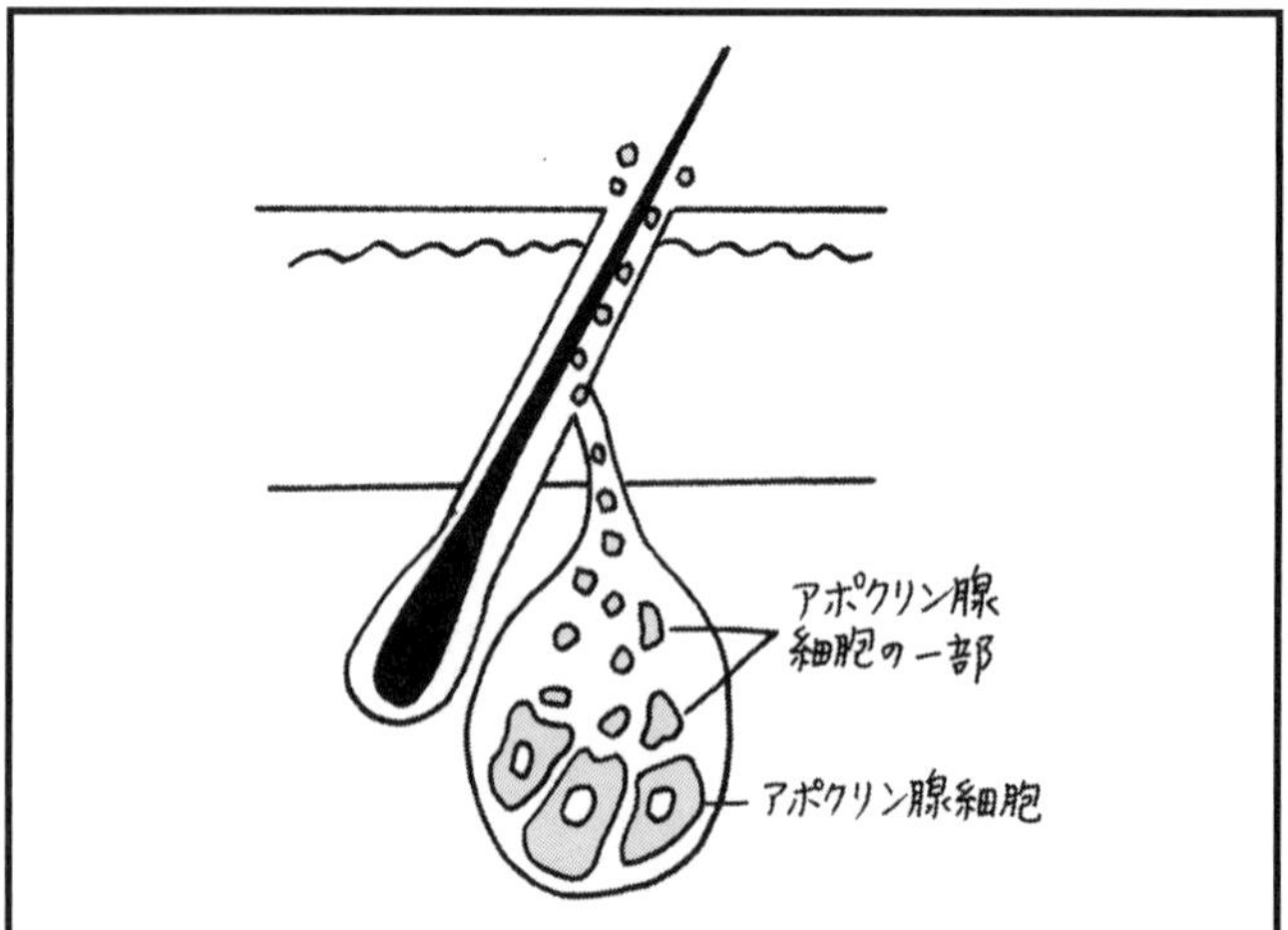

図3　アポクリン汗産生の仕組み

のですが、次のエクリン腺の導管を通る段階で、ナトリウムや塩素などのイオン類が、導管の細胞から血漿のほうに再吸収されて戻ります。しかも、この導管の細胞は水をほとんど通さないので、水分はほとんど再吸収されずに汗として排出するため皮膚面に出てくるときには、塩分濃度のかなり薄い汗になります（図2）。

それに対し、アポクリン腺の分泌液は、腺体細胞の一部がちぎれたり、離脱したり、細胞内の物質が外に吐き出されるような形で生産され、前述のように様々な物質を多量に含んで排出されます。アポクリン腺の汗がエクリン腺の汗より、不透明で粘り気があるのはこのためです（図3）。

◆発汗のメカニズム

エクリン腺の汗には、三種類の異なる出方があります。

一つは私たちが日常経験する、暑いときや運動をしたときなど、体温調節のために体全体からかく汗です。これを「温熱性発汗」といいます。もう一つは、人前に出て緊張したり、何かに驚いたときに出る「冷や汗」で、これを「精神性発汗」といいます。これは、「まさに手に汗にぎる」というように、主に手のひらや足のうら、腋の下などの局部に生じます。

この手のひらや足のうらの汗を気にする患者さんが、近年急激に増加しています。これについては第5章で詳しく説明することにします。

三つめは、辛い物を食べたときに、額や鼻や唇のところにかく汗です。これを「味覚性発汗」と呼びます。

ここで、体温調節のための「温熱性発汗」の仕組みを少し詳しく説明しましょう。

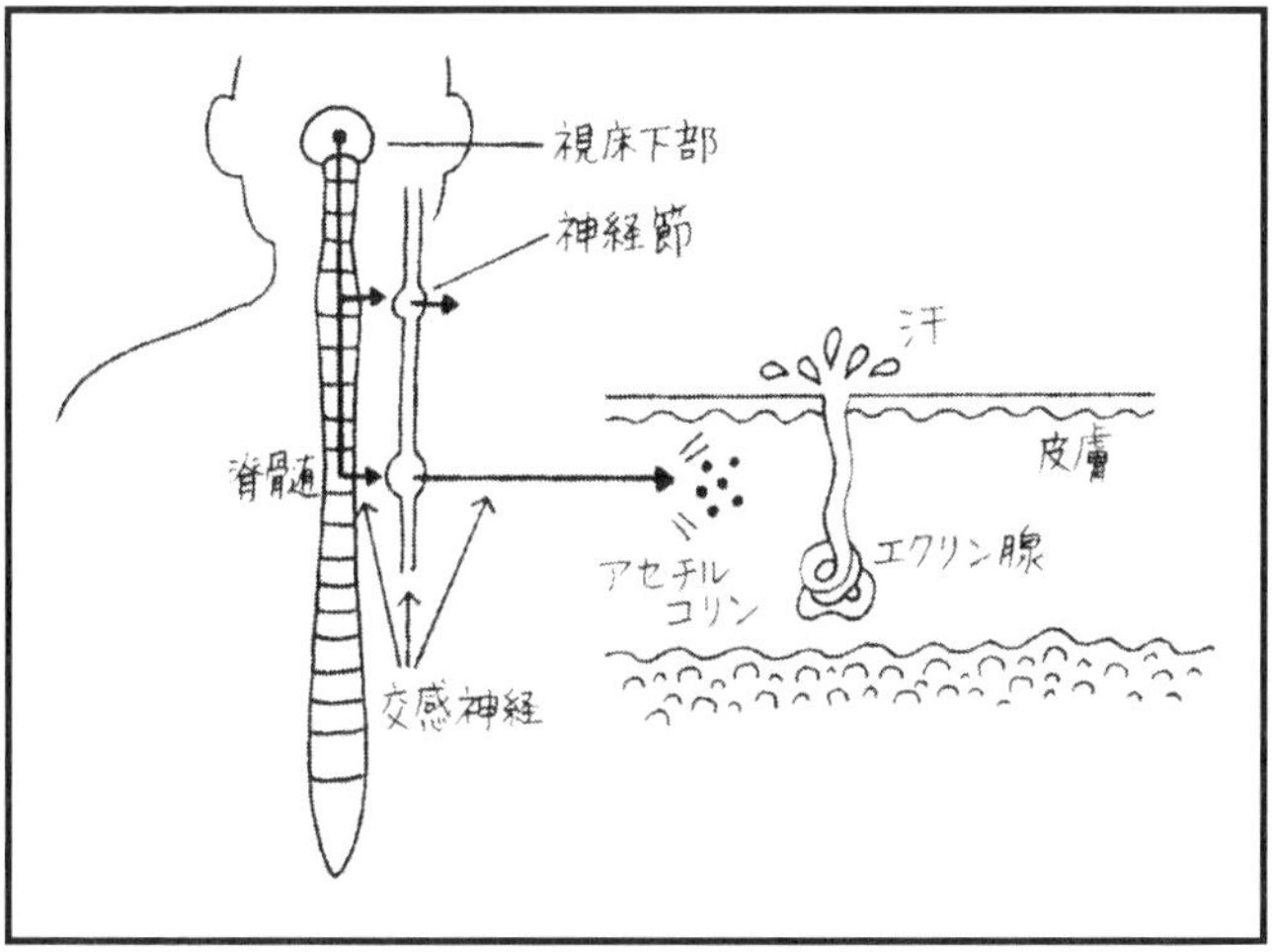

図4　温熱性発汗の仕組み

温熱性発汗を指令している中枢は、脳の中の視床下部というところにあり、ここで体温や発汗量をコントロールしています。

気温が上昇し皮膚温度が上がると、皮膚にある温度受容器がその変化を察知し、知覚神経を通じて温度情報として視床下部の体温調節中枢に伝達します。すると視床下部にある温ニューロンが興奮し、それが今度は電気信号となって脳から脊髄を下り、胸髄や頸髄の下部から出ている交感神経を通じて、抹消に分布する汗腺へ信号が伝達されます。中枢から伝えられてきた信号が交感神経の末端にまで達すると、そこからアセチルコリンという

化学物質が遊離され、それが汗腺の細胞にあるレセプターと結合して、発汗活動を促進し、体温を下げることになります。（図4）

このように、私たちの体には体外の温度上昇に自動的に反応して、体温を調節する見事なメカニズムが備わっているのです。このように無意識的に働く神経系のことを、自律神経と呼びます。通常、交感神経と副交感神経という二種類の自律神経が、お互いに正反対の働きをすることで、協調しつつ臓器や組織の働きを円滑にしています。

たとえば、心臓の動きは、交感神経によって活発になり、副交感神経によって抑制されます。逆に胃や腸は、副交感神経によって収縮し、交感神経によって弛緩するという具合です。

ところがエクリン腺に分布している自律神経で特徴的なことは、副交感神経がなく交感神経だけが分布しているということです。しかも、交感神経から遊離される伝達物質は、通常ノルアドレナリンですが、エクリン腺の場合には、例外的にアセチルコリンという物質です。

一方のアポクリン腺は元々ノルアドレナリンに受容性があります。しかし皮膚の血管はノルアドレナリンに反応して収縮してしまう傾向があるので、アポクリン腺の中で血漿から大量の汗を生産して体温調節を行うには問題があります。そのために、私たち人間では原始アポクリン腺から徐々にエクリン腺が進化するとともに、発汗神経も皮膚の血管を収縮させないアセチルコリンを伝達物質とするようになったと考えられています。

このことは、人間では、その進化の過程で、体温の上昇に非常に弱い脳細胞を異常に発達させた結果、求愛行動に不可欠であったアポクリン腺からのニオイによる性的アピールを犠牲にしてまで、エクリン腺という体温調節器官を発達させる必要があったといえます。

第3章

汗とワキガ臭

◆汗のニオイとワキガのニオイ

生きていく上で汗は必要不可欠ですが、特に私たち体のちょっとしたニオイにも敏感な日本人は、健康的な汗のニオイでさえ嫌ってしまう傾向があります。

また日本人は、昔からいわゆる「ワキガ臭」に対して嫌悪感や差別意識をもっているため、普通の汗のニオイをワキガ臭ではないかと思いこんで悩んでいる人がいます。

ワキガ臭はアポクリン腺の分泌物（汗）によって発生しますが、アポクリン腺汗にエクリン腺の汗が混合したときに、そのニオイが強くなり、ニオイ成分が遠くにまで飛躍するという特徴があります。

一般的には、アポクリン腺は興奮時や緊張時、また温度変化などに反応して分泌されることが多く、このようなときは同時に「精神性発汗」も含め腋の下にエクリン腺の汗が多く分泌されるため、汗の量とワキガのニオイの強さは一致することのほうが普通です。

ですから、ワキガ臭で悩んでいる人は同時に多汗でも悩んでいることが多いのです。

でも、あなたがもし誰でもある普通の汗のニオイを気にしているならば、それは悩み損といえますし、本当のワキガ臭であっても後述するような簡単な治療法があるわけですから、いずれにせよニオイに関してはむやみに悩む必要はありません。

治療の上で大切なのは、今悩んでいる汗や体臭が、誰でもある普通の汗のニオイなのか、人に嫌われるワキガ臭を伴う汗であるかを、あなた自身がはっきりと区別することです。

◆多汗＝ワキガではない

ワキガ体質の人のほとんどは、同時に腋の下にたくさん汗をかくことが多いようです。ワキガ体質の人はアポクリン腺が一般の人より著しく多いわけですから、当然の現象です。

それでは、腋の下にたくさん汗をかく人は、必ずワキガ体質なのでしょうか?

これは、必ずしもそうだとは断言できません。

腋窩の多汗の程度は、ワキガ体質の強さを知る条件の一つにはなりますが、逆に多汗＝ワキガだとは断定できないのです。実際に腋の下にアポクリン腺がほとんどない人でも、腋窩の汗に悩む人はたくさんいます。

これには二つの理由が考えられます。

一つは、腋の下が手のひらや足のうらと同様、エクリン腺からの精神性発汗が起きやすい場所であるからです。手のひらの多汗を訴える人が、同時に腋窩多汗の悩みも伴っていることが多いのはこのためです。

もう一つの理由は、腋の下は体の他の部分より、汗そのものが気になる部位だからです。二足歩行の人間の腋の下は両腕によって絶えず塞がれていることが多いため、汗が蒸発しにくい部分です。そのために汗がたまったり蒸れたりしやすいので、たとえ他の部位と同程度の汗をかいてもよけい気になります。

ですから、腋の汗が気になる人が、ワキガではないかと決めつけるのは早計です。

◆ワキガの自己判断法

自分の体臭が、本当に他人に迷惑をかけたり、嫌われてしまうほど強いものかどうかは、体のニオイで悩む人にとって大変な関心事です。

日常生活では、ある人に多少のワキガ臭があったとしても、まわりの人はさほど気にもかけないものです。しかし、悩んでいる本人にとっては一大事であり、自分の体のニオイの程度がどれくらいなのかを正確に知りたいと思うのは自然なことです。

一般的には、特別鼻のきかない人でもないかぎり、ワキガかどうかは、その独特のニオイから、自分自身でも嗅覚で常識的に判断することは可能です。

ただ、その程度をより正確に知りたい場合、また自分のワキガ臭に慣れてしまって感じなくなった場合には、私の長年の診療経験で得た次のようなチェック項目が参考になります。

ここでは、それらの条件について少し詳しく説明することにしましょう。

①耳アカが軟らかい（アメ耳）

ワキガ体質かどうかを判断するもっとも大切な項目です。強いワキガ体質の人では、まず100パーセントの人の耳アカが湿っています。

外耳道がエクリン腺の存在しない数少ない部位であることを考えれば、これは有効な判断法だといえます。つまり、外耳道が湿っているということは、特別な耳の病気がない限り、もう一つの汗腺であるアポクリン腺からの汗が原因であると考えて間違いないからです。

もともと、耳アカの原料を分泌する耳道腺（耳垢腺）も形態的にはアポクリン腺の一種であり、この場所に多数のアポクリン腺があるということは、同時に、腋の下にも多量のアポクリン腺が存在すること（つまりワキガ体質である）を示唆するからです。

同時に、私は外耳道にどの程度毛がはえているかも参考にします。なぜなら、アポクリン腺は必ず毛根のところに開口するからです。

また、遺伝的にABCC11という遺伝子の塩基配列がAGやGGの人は、耳アカが軟らかいことが知られています。

②下着の腋の部分に色がつく（黄染する）

これも重要な条件です。下着や制服をすぐ着替えてしまう場合にはわかりにくいかもしれませんが、白い下着を繰り返し長く着用すると、腋にあたる部分が黄ばんだり、黄緑色になったりすることがあります。この原因は、アポクリン腺の分泌液の中に含まれる、鉄分やリポフスチンなどの色素成分です。

下着の黄染は、アポクリン腺の分泌がもっとも盛んな思春期に多くみられます。成人した現在みられなくても、学生時代にそのような黄染の経験があれば、一応参考にはなります。ただし、下着類が着色する原因には、市販の制汗剤によることもありますので、必ず制汗・防臭剤を使用していないときの状態で判断する必要があります。

③腋毛が比較的多い

腋毛が濃いということも大切な条件です。

なぜなら、アポクリン腺は、エクリン腺と異なり、必ず毛根に一致して開口しているからです。腋毛が多いということは、そこにアポクリン腺が存在する可能性を示していることになります。

ただし、腋毛が多いからといって、必ずしもアポクリン腺が多いとは限りません。私の長年の診療経験からいうと、患者さんが女性か男性かによって、腋毛による判断の仕方が違います。

女性では、毛が多いだけでなく、毛が比較的太く、毛根や毛球も大きめで、一本の毛穴から二本の毛がはえている毛の割合が多い場合には、アポクリン腺が多数存在しています。

男性では、逆に猫の毛のように、細くサラッとした腋毛の人にアポクリン腺が多数存在しています。まれに、男性の方で腋毛の部分に白い粉のようなものが付着している場合がありますが、そのような人はほぼ間違いなく強いワキガ体質と断定できます。これはアポクリン腺の分泌物の残渣が結晶状態となって毛に付着したものだからです。

また、腋毛だけでなく、ときには乳輪の周囲の毛が多かったり、乳輪部にツブツブした膨らみが多いかどうかも参考になります。これらの部分も、アポクリン腺が存在する可能性のある場所だからです。

④遺伝関係がある

ワキガ体質は、遺伝的に親から子に伝わります。優性遺伝であるため、親がワキガ体質であれば、子に3割程度遺伝する確率があるといわれています。

また、少なくとも両親のどちらかか、兄弟の誰かに耳アカの軟らかい人がいることも多いのです。

⑤腋の下の多汗

最後は、やはり腋の下に比較的多くの汗をかくことです。この場合の汗は、精神的な緊張や気温の変化などとあまり関係なく、常時湿っている傾向があります。また、エクリン腺の汗と異なり、やや粘り気が強いことも特徴です。強いワキガ体質の人で、ニオイには慣れてしまって気にならないが、多汗のほうは気になるといって手術に来院される人も多いのです。

ワキガ体質の強弱は、以上の5つの条件から総合的に判断することによって、素人でもある程度まで知ることができ、ワキガの自己診断法として十分利用することができます。

◆ワキガ体質の医学的判定法

以上述べた自己診断による判定は、ワキガ体質かどうかをある程度知るためには有効ですが、その強さの程度やアポクリン腺の質まで正確に判定することはできません。ときには、以上の条件が全くないにもかかわらず、手術をしてみると多量のアポクリン腺が存在しているということもあります。

１００パーセント正確に知るには、次に述べるような私の開発した「試験切開」という医学的診断法を用います。つまり、腋窩部の皮下をほんの少し切開して、アポクリン腺の量と質を直接確認するという手段です。

具体的には、あらかじめ片方の腋窩部の1平方センチメートルくらいを局部麻酔した上で、腋の下にあるシワにそって傷の残らない程度（約2～3ミリメートル）の切開を加えます。

アポクリン腺は日本語では大汗腺と呼ばれるように、ちょうどイクラの粒のように大きく、強いワキガ体質の人なら、切開を加えた部分からアポクリン腺が数珠つなぎに浮き上がってきます。

これによってアポクリン腺の量だけでなく、その質も判定することができます。なぜなら、ワキガ臭の強さは、単にアポクリン腺の量だけでなく、その形態にも依存するからです。

私の経験では、脂肪と混在したネバッとした感じのアポクリン腺は、より強いワキガ臭を発生します。また、オレンジ色のアポクリン腺の中に、やや黒っぽいアポクリン腺が散在する場合も、かなり強いワキガ臭を出す傾向があります。

さらにこの「試験切開」という診断法のもっとも重要な点は、ワキガノイローゼ、つまり本来ワキガ体質でないのに、ワキガで人に迷惑をかけているのではないか、嫌われているのではないかと悩んでいる人にも応用できることです。

なぜなら、皮下のアポクリン腺は、私たちのような医学の専門家だけでなく、全くの素人の患者さんにもはっきりと区別できるものだからです。

具体的には、まず患者さんに、あらかじめ実際の手術で摘出したアポクリン腺の実物を見てもらってから、「試験切開」を行います。次に、患者さんに自分の腋の下を鏡で確認してもらいます。ワキガ体質でなければ、そこにアポクリン腺はありません。論より証拠で、「ワキガの原因が存在しない」という事実を自分の目で確認することによって、今までの思いこみに気づき、自信も取り戻し、長年の悩みから解放されるのです。

なお試験切開は、通常動かす頻度が低い利き腕でないほうの腋で行いますが、より正確に判断したい場合は、利き腕で行います。なぜなら、アポクリン腺は、普通利き腕のほうにより多量に存在する傾向があるからです。

◆ワキガ臭発生のメカニズム

ワキガ臭発生のメカニズムを知るためのポイントは、アポクリン腺の汗の成分にあります。既に述べたように、各種のタンパク質・糖質・脂質・脂肪酸・ステロイド・鉄分・アンモニア・色素リポフスチン・各種の脂質などが含まれています。

これは、エクリン腺の汗が微量の塩分の他、ほとんど水分であるのとは対照的です。

これらの物質の中で、何がニオイの発生の中心的役割を担っているかは、まだ詳しくわかっていません。ただはっきりしている点は、アポクリン腺の分泌物は、皮下のアポクリン腺の中にある間は、無臭だということです。

実際、手術で摘出した直後のアポクリン腺を嗅いでもあの独特なワキガ臭はしません。

つまり、ワキガ臭は、導管から皮膚上に分泌された後で、何らかのメカニズムが働いて、ニオイ物質が産生されるために発生するのです。

そのメカニズムの過程で、ニオイ物質産生のために主に働いているのが、皮膚面に常在するブドウ状球菌などの細菌です。アポクリン腺の分泌物が、これらの細菌によって分解、酸化されると、カプロン酸、イソ吉草酸といった低級脂肪酸やアンドロステノンといった物質となり、これらがアンモニアなどと混ざり合って、あの独特なワキガ臭となるのです。

また、ワキガの程度によっても常在菌の種類が異なります。ワキガが軽度の人は表皮ブドウ球菌が主に常在していますが、ワキガの強い人はジフテロイドなどのコリネバクテリウム属の菌が多く見られることが知られています。

さらに腋の下では、一定時間腋毛の中にこもって濃縮されたニオイ成分が、エクリン酸の汗によって蒸気化され、より強いニオイとなって広い範囲に飛躍拡散されることになります。

このように、ワキガ臭は、アポクリン腺の分泌物が、皮膚表面の細菌によって分解・酸化されることで発生します。細菌による分解速度は、皮膚の表面のpH（水素イオン指数＝酸性・アルカリ性の度合い）や塩分濃度に依存しますが、アポクリン腺の汗がエクリン汗に比べて、アルカリ性の度合いが強いことや塩分濃度が非常に低いことも、細菌の繁殖には好都合な条件になっています。

細菌外部の塩分濃度が高い場合、細菌の細胞膜の内外で塩分濃度を等しくしようという物理的作用が働きます。そのために細胞内の水分がどんどん外に出てしまい、細胞が死んでしまいます。梅干しや漬け物に微生物が繁殖しないのも、塩分濃度が高いからです。

今日のような確実な手術療法が開発される以前に、ワキガの伝承療法として「塩ぬり法」が行われていました。この方法がワキガ臭に有効だったことからも、ワキガ臭発生に微生物が関係していることがわかります。

◆汗くささ発生のメカニズム

アポクリン汗にしろ、エクリン汗にしろ、腺体からの分泌物は本来無臭です。

アポクリン汗からの分泌物が、あのワキガ臭となるメカニズムは前節でわかりましたが、それではなぜ、激しい運動をしたり、むし暑い電車の中にいて多量の汗をかくと、あのいわゆる「汗くさい」ニオイとなるのでしょうか？

これもワキガ臭の発生と同様、やはり皮膚表面での細菌類による分解・酸化が主な要因として関与しています。皮膚表面上に付着しているアカや皮脂（アブラ）・ホコリ・フケ・表皮の脱落した角質などが、エクリン汗と混じり合うと、細菌にとっては格好の培地となり、細菌が増殖して分解酸化が促進され、低級脂肪酸等のニオイ物質が発生するのです。

それでは、多量に汗をかいたり、汗が長くこもったりした場所が特に汗くさくなるのはなぜでしょうか。

それは、発汗量が増加するにつれて、皮膚表面のpHが酸性からアルカリ性に変化して、細菌の繁殖や分解を助けるからです。通常の皮膚表面のpHは4～5の酸性領域にあり、細菌の繁殖には不都合です。しかし、汗の原液の中にある様々な成分のうち、アルカリ性の強い重炭酸イオンは発汗量が多くなるにつれ、エクリン腺の導管から再吸収されずに、直接汗の成分として皮膚面に排出される量が増えます。その結果、汗中に増加した重炭酸イオンが、皮膚の表面のpHをアルカリ性に変化し、細菌が急激に繁殖できる環境に変わってしまうのです。

また、汗が蒸発せずにたまりやすい腋の下、股、足のうらといった場所では、エクリン汗の中に微量に含まれている、アンモニアや尿素などの成分が濃縮されやすく、同時に重炭酸イオンも蓄積され、アルカリ性に傾きやすくなります。これらの理由によって、腋の下や股や足のうらが、特に汗くさく感じる部分となります。

◆大気中のCO_2増加で汗くささが強くなる？

最近の研究では、大気中の二酸化炭素の濃度上昇が人体に生理的な作用を引き起こしていることが次第にわかってきました。

東京医科大学の研究グループの報告によれば、二酸化炭素の濃度が高い都会で暮らす人の尿に、通常ではほとんど検出されない重炭酸イオンが目立って増えているといいます。

重炭酸イオンは、前述のように、エクリン腺の汗の成分には含まれていますが、尿中には通常はほとんど見られない物質です。研究グループは、大気中の二酸化炭素濃度と尿中の重炭酸イオン濃度との関係を調べるため、被験者に締め切った部屋に入ってもらい、二酸化炭素の増加の時間経過に伴う尿中の重炭酸イオン濃度の変化を測定しました。その結果、実験前には平均０・０５パーセントだった重炭酸イオンは０・１パーセントにまで増加していました。

研究グループは、「都会では自動車の排ガスなどで二酸化炭素の濃度が高まっており、体内に吸収された過剰な二酸化炭素の一部は、酵素の働きで重炭酸イオンに変えられ、よって尿中の重炭酸イオンが増加している可能性がある」と報告しています。

同様のことは、汗の成分にもいえます。つまり、大気中の二酸化炭素の濃度の上昇が、尿中だけでなくエクリン腺の汗の中に含まれる重炭酸イオンの濃度も増加させる可能性も否定できません。なぜなら、血漿からできた汗の原液の中の重炭酸イオンのうち、エクリン酸の導管で再吸収されないものが汗の成分として皮膚面に排出されるのですから、血漿中の重炭酸イオンが増加すれば、当然汗中の重炭酸イオンも増加する可能性があるからです。

その結果、細菌増殖の促進要素となる皮膚表面のアルカリ性化が進み、汗のニオイをより一層強くすることも予想されるのです。

大気汚染の強い都会の人は、田舎に住んでいる人より、より汗くさいということもいえそうです。

第4章

腋窩多汗の治療

◆腋窩多汗症の分類

腋の下のニオイに悩んで来院される患者さんのほとんどが、同時に腋窩の汗についての悩みも訴えます。

その理由は、腋の下のニオイを気にする人の多くが、もともとワキガ体質であること、つまり、腋の下に多量のアポクリン腺があり、そこからの発汗が多いからです。

しかし、中には腋の下のニオイより多汗のほうが気になるという患者さんもいます。これらの人の多くは、同時に手のひらや足のうらなどの多汗を伴っているのが特徴です。また、一人でいるときより、人前に出たり、学校や会社で何か緊張した状態のときに、よけい汗をかく場合もあります。

このような多汗は、第5章で詳しく説明する精神性発汗の一種なのです。腋の下は、手のひらや足のうらと同様に精神性発汗が起こりやすい部位なのです。

また、まれなケースですが、腋窩多汗の患者さんの手術で、偶然、乳腺の一種である副乳の組織が見つかることがあります。私の経験では、この副乳をアポクリン腺やエクリン腺と同時に切除した場合、副乳のない患者さんの手術の場合よりも著しく発汗が減少することが多いのです。このことから、副乳そのものが何らかの形で腋窩の発汗に影響していることが推察されます。

以上のことから、私は腋窩多汗症をその原因別に次のように分類しています。

〈腋窩多汗の五味式分類〉

①ワキガ型多汗（アポクリン腺多汗）
②精神性発汗型多汗（エクリン腺多汗）
③　①②の混合型
④副乳多汗症

◆ワキガ型多汗症の治療法

一口にワキガといっても、その程度には差があります。なかには診察室に入ってきたとたんにワキガ臭を感じる患者さんから、腋の下に鼻を近づけてやっと感じる程度の人まで、実に様々です。

中には、ワキガ体質でありながら、自分自身の体臭に慣れてしまい、ニオイは気にならないが、腋窩の多汗だけ気になるという人もいます。これらの人も、ワキガ型多汗（アポクリン腺多汗）といえます。

当然のことながら、ワキガ型多汗の治療法は、アポクリン腺の量だけでなく、患者さんがどの程度ニオイも気にしているかということも考慮する必要があります。

たとえば、ニオイがさほど気にならない軽度のケースでは、市販されている消臭剤や制汗剤を使用したり、皮膚の血管を収縮させ発汗を抑える焼ミョウバンやホウ酸末を、腋窩に塗布するだけで十分なこともあります。

しかし、汗だけでなくニオイも同時に気になる人や、中等～重度のワキガ体質の患者さんの場合は、手術療法を選択することをおすすめします。なぜなら、ワキガ型多汗の原因であるアポクリン腺は、適切な手術法によって１００パーセント確実に取り除くことができ、顕著な減汗効果が期待できるからです。私の経験では、個人差はありますが、明らかにワキガ体質の人の汗は、手術によって約70～80パーセント以上も減少させることが可能です。なかには、ほとんど汗をかかなくなったと喜ぶ患者さんもいます。

そこで、以下では、ワキガ型多汗症の手術療法について、少し詳しく説明することにします。

◆ワキガ型多汗の手術療法

ワキガ型多汗の手術療法で大切なことは、減汗効果を高めるだけでなく、同時にワキガ臭を完全かつ永続的に消失させることです。そのためには、汗とニオイの原因である皮下のアポクリン腺を、将来再生・再発しないように腺根（導管部）まで含めて１００パーセント完全に取り除くことが絶対必要になります。

また、より一層の減汗効果を高めるためには、アポクリン腺だけでなく、皮膚の真皮層にあるエクリン腺もできるだけ削除する必要もあります。

ここで大切なことは、アポクリン腺の腺根とエクリン腺の一部を削除するためには、図5からもわかるように、真皮層の下部を全体的に「剝離」する必要があるということです。

ですから、ワキガ型多汗の手術療法では次の二点が重要になります。

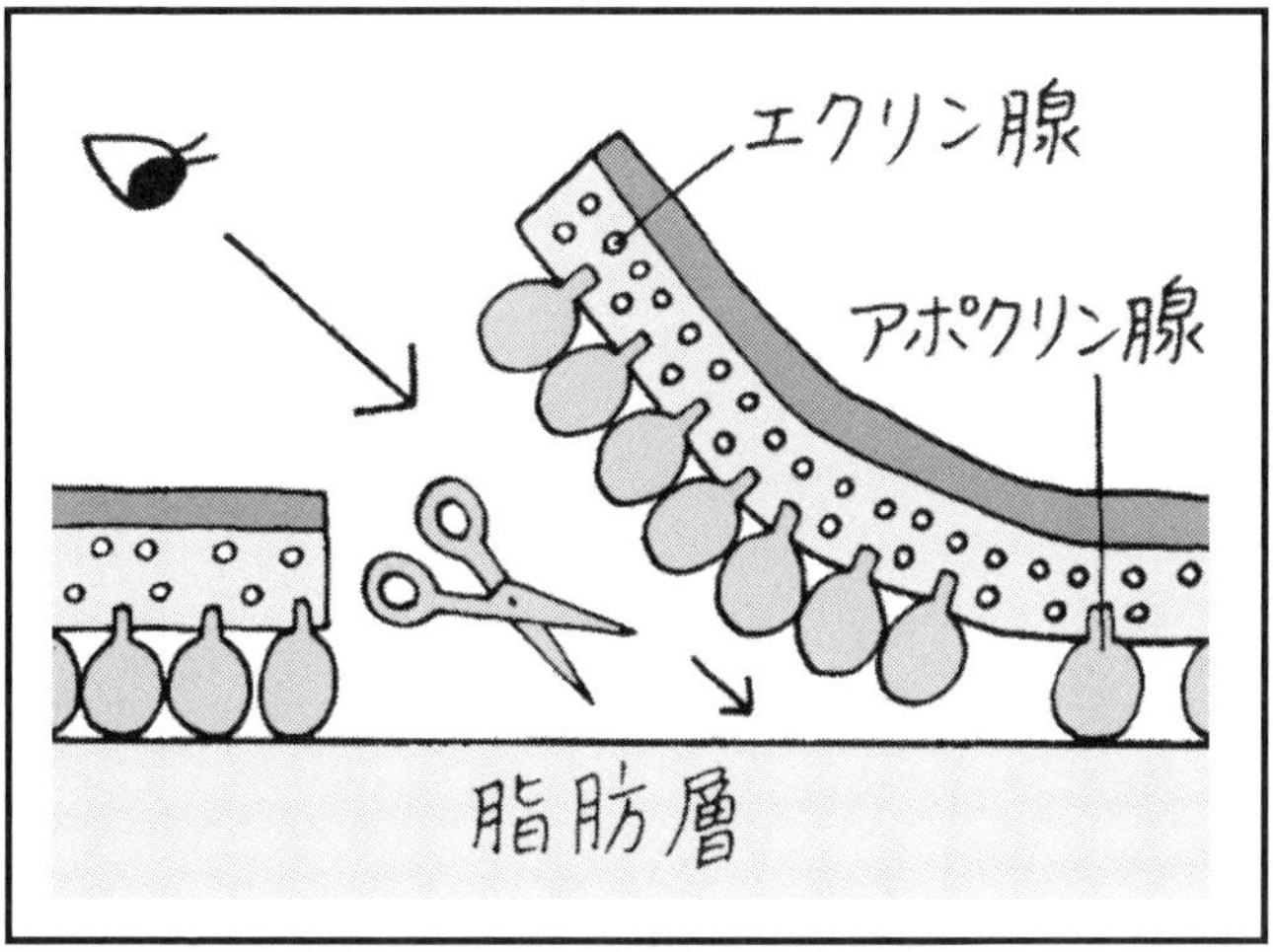

図５　直視下剝離法の実際

①アポクリン腺の腺体を１００パーセント完全に摘出し、同時にその事実を「確認」すること。

②真皮層の下部を有毛部全体にわたって「剝離」すること。

以上の二点を完全に満たすために、私は直視下剝離法という手術を考案しました。手術法の具体的内容については、既刊の『デオドラント革命』（ハート出版）により詳しく説明してありますので、参考にしてください。

ここでは、まず①の条件を満たすために、なぜ直視下法でなければならないかを説明しましょう。

最近、美容外科などの広告で、アポクリン腺を機械で盲目的に吸引する方法や、かき出してしまう方法が宣伝されていますが、これらはすべて非直視下法に分類されています。

これらの方法では、術中術後にわたって、はたしてアポクリン腺が完全に取り除かれたのか、取り残しはないのか、確認するすべが一切ありません。それをもっとも確実に判断する方法は、当たり前のことですが、術者の「目」をもって、じかに確かめるということです。

幸いなことに、腋窩のアポクリン腺は、ちょうどイクラ粒のような形で、明確に裸眼で一粒一粒確かめることができます。実際に術者の目で見て、確認しながら丁寧に摘出すれば、アポクリン腺の腺体は一粒残らず100パーセント完全に摘出することができるのです。

次に、なぜ「剝離」という処置をしなければならないかを説明しましょう。

アポクリン腺は、図5のように本体（腺体）と腺根（導管部）との二つの部分からできています。腺体は、皮下組織の部分に、イクラの粒を一層に並べたように存在していますが、腺根の部分は一部皮膚の真皮層まで入り込んで、毛穴のところに開口しています。

つまり、腺体そのものは、一粒ずつ摘出することもできますし、またその一部は軟らかいので、場合によっては吸引器等の機械によって吸引されることもあります。しかし、硬い真皮層に入り込んでいる腺根は、鋭利なハサミによって真皮層の下部を有毛部全体にわたって「剝離」しなければ、完全に摘出することはできません。腺根の一部でも残存した場合には、将来再生再発して、術前と同様な発汗・発臭が生じてしまいます。

一方、腺根を含んだ真皮層を均等に削除できる剝離法であれば、アポクリン腺の腺根だけでなく、結果的に真皮層に存在するエクリン腺の一部まで一緒に削除することになり、減汗効果を一層高めることが可能なのです。

◆精神性発汗型多汗の手術療法

精神性発汗のメカニズムについては、次章で詳しく説明します。また、あなたが耳アカが乾燥していたり、腋毛が少なかったり、下着が黄染しないなど、ワキガの条件がない場合、まず次章を先に読まれることをおすすめします。そしてその場合の治療は、様々な精神療法から始めることになります。

ただし、次のようなケースでは、ここに説明する手術療法を適用することになります。

①精神療法が無効であった人
②精神療法を行う時間的余裕がない人
③ボトックス注射が無効の人
④ある程度でも汗が減ったという事実によって自信が回復し、社会生活上前向きに生きるこ

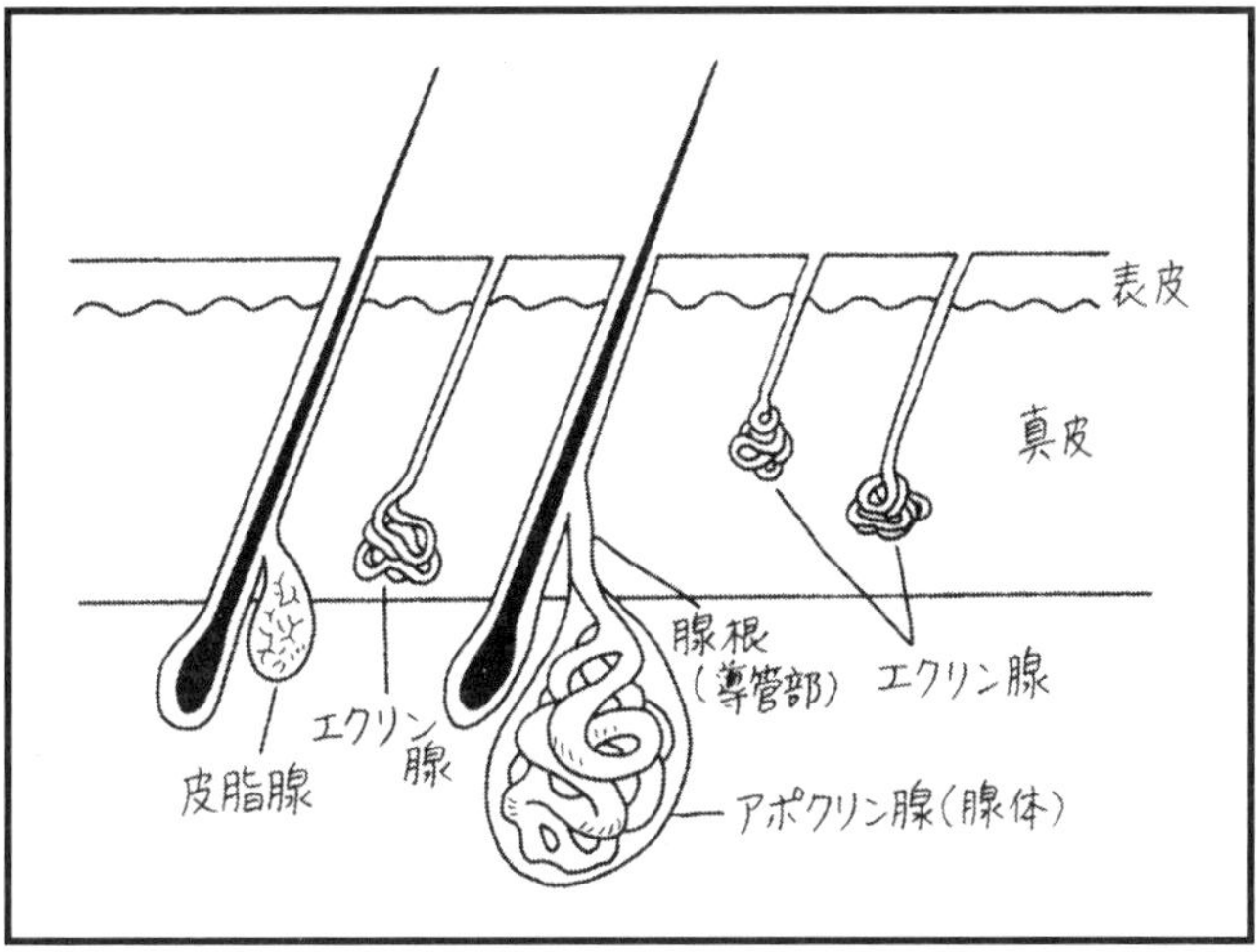

図６　アポクリン腺の構造

とができるであろう人

⑤ワキガ型多汗との混合型の人

これらの人は、手術療法を選択する価値があります。なぜなら精神療法そのものは、ときに多大な努力と時間を要することが多く、また、一部の人々にとっては期待したほどの効果がなく、その結果逆に失望して自信を失ってしまうこともあるからです。

また、「ある程度でもよい」という控え目な要求水準の患者さんにとっては、半分程度の減汗でも、大変な喜びが得られます。このような人は、半分程度でも汗が減ったという事実が、患者さんの日常の不安を軽減して安心感をもたらし、手術の効果以上に汗が減ることもあるからです。

しかし、精神性発汗型多汗の手術療法の減汗効果は、実際には40〜60パーセント程度のバラツキがあります。これは、発汗の減少がエクリン腺が切除された量だけによるのではなく、むしろ患者さん側の精神性発汗のメカニズム、その人の性格、考え方などにも強く影響されるからです。手術療法でも、エクリン腺の一部は必ず残存するわけですから、緊張の強い生活環境にいる人やネガティブな発想をする人などは、残ったエクリン腺から患者さんが期待する以上の汗が出てしまうことがあります。

したがって、精神性発汗型多汗の患者さんが手術療法を選択した場合、医師はこのようなすべての可能性を術前に詳しく説明しなければなりません。十分なインフォームドコンセントのないままに手術を受けた患者さんは、手術の効果に落胆したり、失望したりして、ときには手術を契機としてさらに精神性発汗の度合いが強くなってしまうことがあるからです。

最近、美容外科で行われている吸引法などによる手術を受けた患者さんで、術後さらに汗

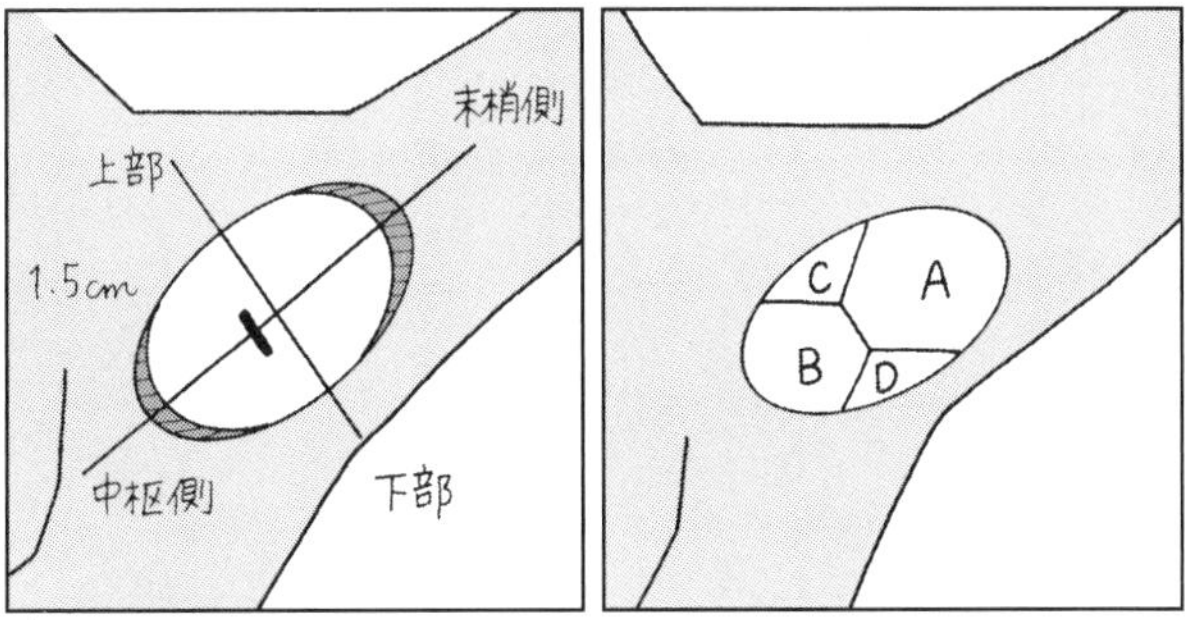

切開部位は有毛部の中央よりやや中枢側で、1.5〜2cm。
斜線部分のアポクリン腺は五味式クーパーを使用しなければ完全には摘出できない。

アポクリン腺の摘出は、A→B→C→Dの順序で行うと取り残しがない。

図７　精神性発汗型多汗の手術——剥離する部位と範囲

が増してしまう人が急増しています。このような意味で、エクリン腺の削除効果の少ない吸引法は、精神性発汗型多汗の治療法としては適切とはいえません。

直視下剥離法による実際の手術法は、ワキガ型多汗の場合と、ほぼ同じですが、精神性発汗型多汗の場合には、次の２つの点が重要なポイントになります。

①真皮層の剥離の厚さをワキガ型多汗の場合より多くすること。

つまり皮膚がより薄くなるように剥離することによって、削除されるエクリン腺をより多くできるからです。

②腋窩のエクリン腺は、有毛部だけでなく、その周辺にも多数存在しているので、剝離範囲をワキガ型の場合より広く行うこと。(図7)

また非常にまれですが、精神性発汗型とワキガ型の混合型と診断された患者さんを手術してみると、エクリン腺ともアポクリン腺ともいえるような汗腺が存在することもあります。これは、エクリン腺とアポクリン腺が一緒になった混合腺(アポエクリン腺)と推察されます。

この場合は手術による減汗効果が高いので、完全に摘出することが大切です。

◆ワキガ型多汗症手術の麻酔

ワキガ多汗症の手術では、歯医者さんの麻酔と同じ「局所麻酔」を行います。正しい麻酔法に従えば静脈麻酔等の「全身麻酔」の必要は全くありません。

ワキガ多汗症の手術は、皮膚のほんの下の部分が手術野となるため、深部手術のような痛みはありません。しかも、通常の０・５パーセントの麻酔薬をさらに半分に希釈したものを最小限使用するだけで、十分無痛の手術が可能です。

しかし、そのためには条件があります。それは、アポクリン腺の剥離を皮下の脂肪層と汗腺の間にある被膜の部分で行わなければならないということです。皮下の被膜をきれいに剥離していく限り出血も少なく、神経や血管が分布する深層の脂肪層まで手術層が達しないため、痛みもなく結果的に少量の麻酔により手術が可能となるのです。

このような、被膜の部分をきれいに剥離するためには術者が直に被膜とアポクリン腺とを

「確認」しながら手術を行う「直視下法」が望まれます。

「機械的方法」では非直視下となるため、被膜の間に正確に機械を挿入することが難しく、どうしても深層の組織まで達してしまい結果的に大量の麻酔が必要となってしまいます。

また、麻酔については、その量や投与法だけでなく、過去の麻酔のアレルギーの有無についての問診や、麻酔の経験のない人には術前にテストをするなど、細心の注意を払わなければならないのは当然です。

◆手術後の腋の固定「タイオーバー」

直視下剝離法による手術後には、腋の固定が絶対に必要です。
なぜなら、手術では将来の再発を防ぐ目的で、エクリン腺もできるだけ取り除きます。そのため、真皮層の一部まで含めて剝離をします。その際、真皮に分布する毛細血管を含めて取るため、患部の皮膚は一時的に傷口に皮膚を移植する処置である「植皮」と同じような状態になるのです。そのため、植皮された皮膚が元通りになるまで、患部である腋を固定しなければならないのです。

この固定術を「タイオーバー」といいます。私のクリニックでは、腋の下の皮膚でガーゼを取り囲んで固定する「埋没式タイオーバー法」を採用しています。腕は、固定している間は動かしにくくなりますが（動かしにくくしているのです）、日常生活動作に支障はありません（急激に腕を動かさないようにしてください）。腕の動きに注意すれば、事務仕事など

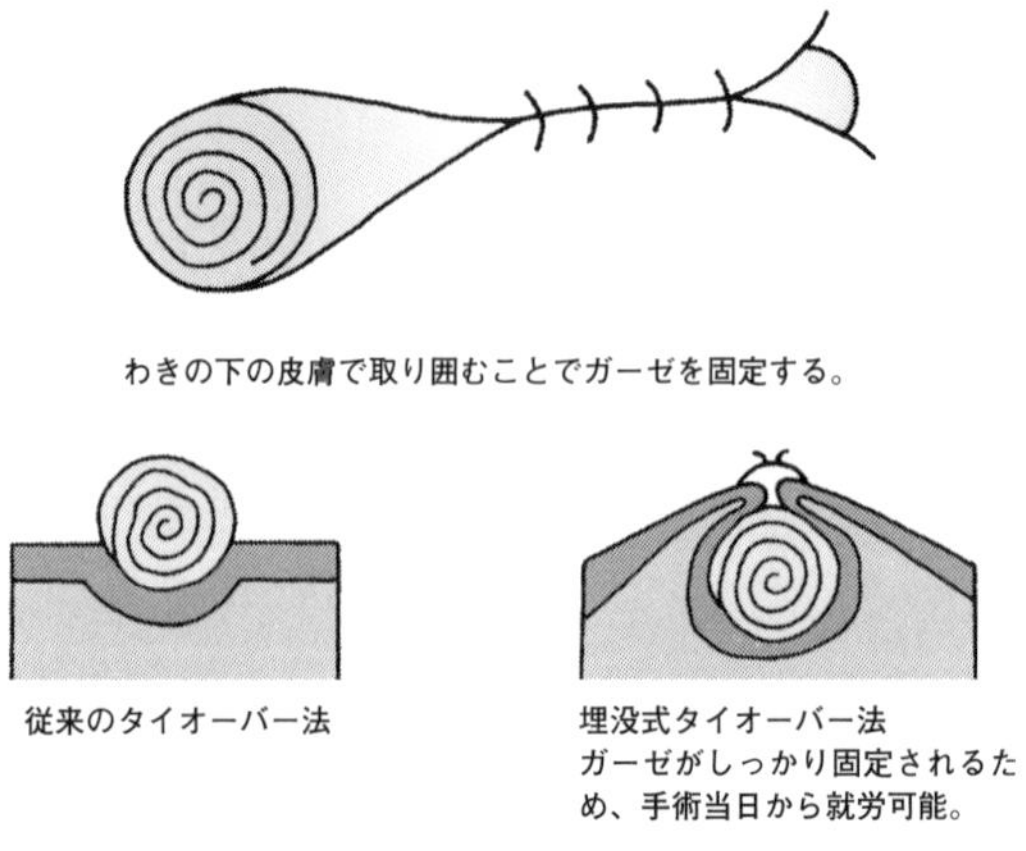
わきの下の皮膚で取り囲むことでガーゼを固定する。
従来のタイオーバー法
埋没式タイオーバー法
ガーゼがしっかり固定されるため、手術当日から就労可能。

図8　埋没式タイオーバー手術

では、会社を休む必要はないと思います。

タイオーバーによる固定は最低4〜5日必要です。この間は、やや肩が張った感じとなりますが、入院のかわりと考えて辛抱していただきたいと思います。

見た目では、一般の人が外見からみても分からないように、タイオーバーの処置を小さくすることは可能です。

しかし、手術は手術ですから、1週間程度はできるだけ大事にしてください。

◆副乳多汗症の治療法

副乳多汗とは、私がオリジナルに命名した病名です。まだ医学の教科書にこのような病名は載っていません。なぜなら、この多汗症は、私が腋窩多汗症の手術を行っている過程で発見したものだからです。

女性の乳房は、胸に左右一対だけあるのが普通ですが、まれに犬のお乳のように、複数の乳腺組織が側胸部に存在することがあります。これを副乳といいますが、この副乳の腺組織が腋の下にもみられることがあります。

腋窩多汗の手術で、これらの副乳をアポクリン腺やエクリン腺と一緒に摘出すると、術後の減汗効果が通常よりも高いことがわかりました。このことは、腋窩の副乳が腋の下の発汗量になんらかの影響を与えていることを示しています。元来、乳腺組織は発生学的には汗腺と同様な形態なので、副乳が発汗の量を増加させても不思議ではないのです。

患者さんに副乳があるかないかは、手術の過程で偶然に発見されることがほとんどです。ただ、問診してみると、腋窩に副乳のある女性は、出産後や生理前後に、腋の下が張ったり、軽い痛みを経験していることがあります。ときには、うっすらとした膨らみが触診でわかることもあります。

また、麻酔の際、麻酔液の注入に抵抗を感じることでも、副乳の存在が推測されます。腋窩の多汗で悩んでいる女性の患者さんが、ワキガ体質の条件もなく、また精神性発汗の可能性も少ない場合は、一応副乳多汗症を疑って診察することが重要です。

ただし、この場合の腋窩多汗の手術は、必ず直視下法でなければなりません。なぜなら、機械的方法では副乳そのものの存在を発見できません。さらに副乳の腺組織は、非常に硬くて強く皮下に接着しているため、吸引機械等では剥離することは不可能だからです。

◆手術による減汗効果について

手術による減汗効果には、それぞれのタイプごとに差があります。

実際の減汗効果は、アポクリン腺型が一番高く、順に混合型、副乳多汗、エクリン腺型となります。

一番効果が高いとされるアポクリン腺型多汗の場合、手術によって80パーセントから90パーセントの汗が減ります。アポクリン腺型の場合は70〜80パーセントの減汗効果が期待できます。このような幅があるのは、アポクリン腺の量が人によってかなりの開きがあるからです。

しかし、混合型をはじめとする精神性発汗を伴うタイプについては、上記の効果から汗の減り具合を差し引いて考えなければなりません。なぜなら、精神性発汗は、エクリン腺からの発汗です。エクリン腺は手術でも一部残るからです。

しかし、確実に精神性発汗が関与していることが分かれば、真皮の剝離層を厚くしたり、剝離範囲を広くすることも可能です。差し引く程度は、精神性発汗の強さと術前の期待度と術後の満足度によります。

精神性発汗の人が、仮に１００パーセント汗を減らしたい（つまりカラカラにしたい）と望んだ場合には、そのようなことは不可能ですから、期待に反した失望で余計意識が腋に向く結果、発汗促進を招き、50パーセント程度しか減汗しないこともあります。

逆に、悩みが強く、少しでもよいから汗をを減らしたいというような要求水準の人では、実際の効果が60パーセント程度でも、その喜びから発汗の「好循環」が生まれ、70パーセントから80パーセント以上の汗が減ることが期待できます。

いずれせよ、腋の手術による減汗効果については、正確な診断が必要ですから、一度診察だけでも専門家に診てもらうのがよいでしょう。

副乳多汗症については、また話が変わってきます。

副乳多汗症は術前に診断することはまれで、通常、精神性発汗型という診断の元で手術を進めている過程で乳腺組織が偶然見つかり、診断できるのです。副乳があれば、当然摘出する必要があり、その結果、より多くの汗が減ります。

私が、体臭多汗手術が器械でなく、皮下を確認しながら行う「直視下手術」でなければならないことを主張しているのは、１００パーセントアポクリン腺を摘出する理由以外にも、このようなこともあるからです。

器械には目がありませんから、仮に「副乳」が存在しても見落としてしまい、より多くの汗を減らせる機会を失ってしまうのです。

◆腋毛の脱毛などが誘引する多汗（脱毛後多汗症）

エステなどで、レーザー脱毛や光脱毛などの脱毛をしてから腋の下に異常に汗をかくようになったと訴えて、私のクリニックに来院される患者さんは、近年非常に増加しています。

また、最近は美容外科の「吸引法」という手術を受けた後で、多汗がひどくなったケースもあります。このような症状は、「脱毛後多汗症」と呼ばれています。

脱毛や吸引法などの手術で腋の下の発汗が増えることの原因には、二つの理由が考えられています。

一つは、脱毛などの処置を契機に「精神性発汗」が惹起されたためです。

脱毛などの処置により、「意識」がことさら腋の下に向けられるようになり、少しの汗でも気になることで、もっと汗をかくのではないかという「予期不安」が精神的な緊張を起こさせ、ますます汗が増えてしまうという悪循環が生じるのです。

同じことが、「吸引法」などの不完全な手術後にも起こります。

本来手術によって減少するべき汗が、不完全な手術では全く減らないこともあり、そのような状態は患者さんの期待に反するだけでなく、失望が過剰な意識を腋の下に向けさせるため「精神性発汗」の契機になってしまうのです。

もうひとつの理由は、まだ医学的にはっきりとわかっていませんが、脱毛によって汗腺の活動が刺激されるのではないか、といわれています。

脱毛後多汗症の治療としては、一般的な制汗作用のある薬（塩化アルミニウムなど）で湿布をしたり、制汗剤を上手に使用して、少しずつ意識を腋の下から離脱させることがよいでしょう。また同時に次章で紹介する「自律訓練法」などで「予期不安」の軽減をはかるのも効果的です。

このような「脱毛後多汗症」には、特にボトックス治療（１３６ページ参照）が非常に有効なことがわかってきました。

第5章

精神性発汗の治療

◆手のひら・足のうら多汗症は「心の問題」

暑いときに汗をかいたり、運動したときに汗をかくのは当たり前です。それは体温を調節するために必要だからです。ところが、暑くもないのに、あるいはじっとしていても、手のひらや足のうらなどの特定の部位だけに異常に汗をかいてしまい、勉強や仕事に支障をきたす人がいます。

だれでも、驚いたり緊張したときに手のひらが濡れてくるでしょう。これは、太古の昔、人間が木の上で生活していたときや、ヤリや弓をもって狩猟をしていたときに、手や足が適度に濡れて「滑り止め」の役をしていた名残りなのです。

手足が乾燥していたら木から滑って落ちてしまいますし、獲物を発見したり、逆にライオンなどに襲われたりしたとき、ヤリを強く遠くへ投げたり、俊足で逃げたりするときも手足が適度に汗をかいて湿っていたほうが有利です。

しかし、現代人は、足には靴を履きますし、野球の選手でもないかぎり強く何かをもって投げるというような行動はほとんどありません。

ですから、普通のときに手足に汗をかくということは、現代人には不要となり汗をかくこともだんだんと少なくなってきたのです。

しかし、「冷や汗」や「手に汗にぎる」とよくいわれる通り、誰でも興奮したり、緊張したり、怒ったり悲しんだりしたとき、すなわち感情の高まったときに、手に汗をかくことはごく普通に起こり得ることです。そして、いったんその興奮や緊張が去ってしまえば、自然と汗が引いてしまうものです。

ところが、そのメカニズムが悪循環の状態となり恒常的に働いて、固着化してしまうこと……それが手のひら、足のうら多汗症の原因なのです。

実は手と足の多汗症は、手のひらや足のうらに汗腺が多いとか、神経が過敏だというような問題ではなく、心の問題なのです。ですから名前を「精神性発汗」と呼んでいます。

この精神性発汗の原因である「メカニズムの悪循環」について、これからご説明します。

手のひらや足のうらの多汗で悩んでいる方に話を聞くと、その多汗症になったきっかけとなった出来事があります。例えば、ピアノの発表会で緊張しすぎて失敗したとか、好きな女性とフォークダンスで手を握るときに汗を大量にかいてしまった……といった経験です。その経験をきっかけに、それ以降「汗をかくのではないか」「汗をかいたら嫌だなあ」と言った汗を予想する不安を持ってしまうことがあります。これを「予期不安」といいます。

心の潜在意識にそのような予期不安を持っていると、本人は意識しなくても、脳の中は絶えず「緊張」と同じ状態になってしまいます。

脳にある「発汗中枢」は、実際にライオンに追いかけられたときの緊張と予期不安による緊張の区別はできません。ですから、同じように交感神経に汗をかけと指令をしてしまい、その結果、手や足に本当に汗をかかせてしまうのです。

さて、そのときの本人の気持ちはどうでしょうか。心の中にある「汗をかいたらどうしよう」という気持ちが本当に現実化してしまったのですから、さあ大変です。今度は「もっとかいたらどうしよう」とますます不安になり、ますます緊張します。今度の緊張は本物の緊張ですから、発汗中枢はもっと多くの緊張をキャッチして、もっと多くの刺激を交感神経に与えもっと多くの汗をかかせます。

もっと多くの汗を見たり感じた本人は、今度は「汗を止めなければ」とあせります。しかし汗を止めようとする努力ほど逆効果のことはありません。

みなさんも、夜眠れないとき、眠ろうとすればするほど目が冴えて眠れなくなった経験があると思います。汗の場合でも同じです。汗は止めようと努力すればするだけ、余計汗が多く出るという性質があるのです。

ここまで来ると、もう猿が木から落ちないような「適度な湿り気」どころではなく、冬の軒先の氷柱から水滴が落ちるような「異常な汗」となるのです。

あなたはこのような異常な汗を招いた直接の原因はどこにあると思いますか？

そうです。最初の段階で心にあった「予期不安」なのです。

ですから、精神性発汗の治療の第一は、この不安を取ることから始めねばならないのです。

◆真面目で努力家の人ほど精神性発汗になりやすい

私のクリニックを訪れる精神性発汗の患者さんに、「いつ頃から汗が多くなりましたか」と聞くと、大人になってから急に発汗が多くなったという人は少なく、小さな頃からとか、思春期の時期からと答える方がほとんどです。

これらの多汗で悩む人には、共通する特徴があります。

まず、幼児期からの性格的特徴です。それは、一様にマジメで完璧主義の努力家の方が多いようです。一方で非常に負けず嫌いな面が強いのですが、反面かなりの恥ずかしがり屋でもあります。つまり、一人の人間の中に、外向的性格と内向的性格が同居しており、それが絶えず葛藤してしまうのです。

さらに、育ってきた過程がたいへん似ていることも共通する特徴です。具体的には、幼児期から親に嫌われまいとして、親のいうことを素直にきく〝いい子〟だったことです。裏をかえせば、自分を抑えて親の価値観を絶えず受け入れてきたともいえるでしょう。この傾向は、社会や学校での対人関係の場面でも同様です。本当は「自分の本音を出したい」という欲求が人一倍強いにも関わらず、他人の気持ちを気づかってしまい、自分自身をうまく表現できません。その結果、絶えず不完全燃焼の状態にあるのです。

精神性発汗にはこのような外向的性格と内向的性格が葛藤している場面や、精神的に不安定な場面で、特に強く働く傾向があります。

緊張や興奮に伴う発汗は、誰にでも起きることであり、別に病気でもなんでもありません。しかし、「人前に出ると汗をかいたらどうしよう」「恥ずかしい思いをするのではないか」「止まらなくなったらどうしよう」「人に知られたらどうしよう」などの不安が絶えず心を占めてしまい、生活上や対人関係にまで支障をきたすようになってしまっては、これは異常というほかありません。

実は、このような不安に伴う生活上の支障は、発汗に限らず他のいろいろな身体症状についてもみられます。

たとえば、「人前に出ると赤面するのではないか」「手がふるえるのではないか」「どもるのではないか」「トイレに行きたくなるのではないか」等々の不安から健全な対人関係を築くことができない人がいます。これらの症状は医学的には「対人恐怖」という範疇に分類され、それぞれ、「赤面恐怖」「ふるえ恐怖」「吃音恐怖」「放屁恐怖」などと呼ばれています。これらは神経症の一種とされています。精神性発汗によって対人場面にまで支障をきたしたケースでは、「発汗恐怖」と呼んでもよいでしょう。

したがって、発汗恐怖の状態にある精神性発汗の治療法の第一は、神経症の治療に準じることになります。以下ではその代表的な治療法を説明することにしましょう。

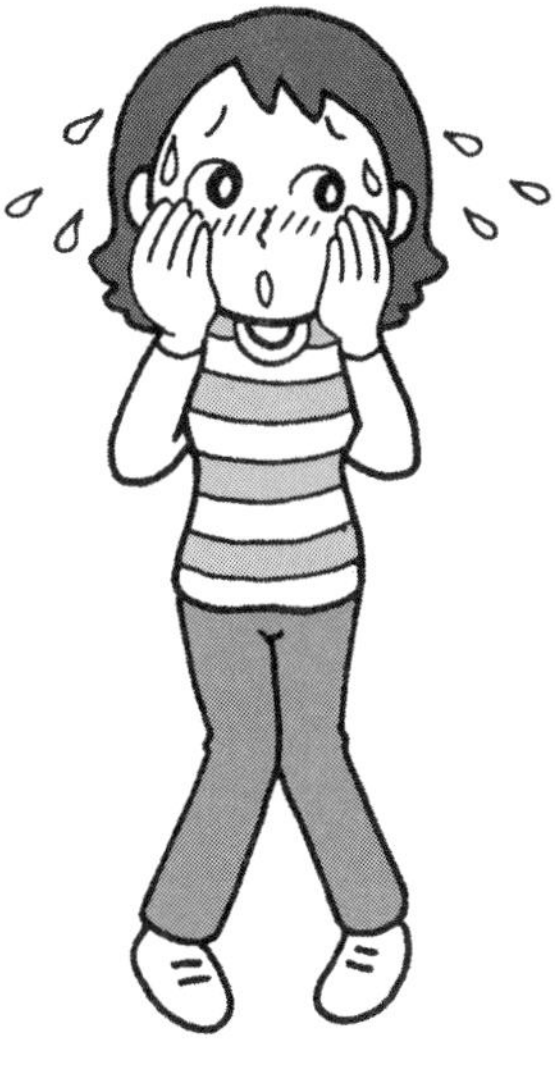

◆精神分析療法

精神分析療法は、19世紀の末にあの有名なフロイトによって創始されました。

その特徴の一つは、今体に表れている症状（この場合は汗そのもの）よりも、本人が意識していない発汗固着の原因や無意識の衝動を重視することです。そのために、現在ある症状（発汗）を幼児期の体験や対人関係などの生活史と関連させながら連続性をもって考えていきます。

第2の特徴は、体の表面に表れた症状（汗）そのものよりも、症状そのものがもつ隠された意味を重視することです。たとえば、親への反抗の表現が、発汗という形で表されていたということもありますが、そのような隠された意味を探ろうとするのです。

具体的には、自由連想法というやり方が用いられます。週一ないし数回の面接で、患者が寝椅子に横たわり、頭に浮かんでくる事柄を治療者にすべて話します。治療者はそのときの態度、ふるまい、浮かんだ内容、治療者に向けられた感情などを分析して患者さんにそれを告げるのです。患者さんはそれに基づき、幼児期の対人関係やコンプレックスを洞察し、過去の様々な記憶を思い出して、現在の感情や症状（汗）との関係について理解を深めます。

精神療法は、患者さんの心に潜む無意識を、治療者と患者さんが一緒になって探していき、今まで気づかなかった本音の衝動や願望を気づかせる洞察の過程ということができます。

◆ロゴセラピーと逆説志向

手のひらの多汗が発症し、それが多汗恐怖症にまで発展してしまう過程で、もっとも中心となる心理的原因は、患者さんが「手のひら」のみに注意を集中させすぎることにあります。

眠れない夜に、「眠ろう、眠ろう」と、眠ることそのものに注意を集中すればするほど目が冴えてしまい、ならばいっそ朝まで起きていようと開き直ったとたんに眠ってしまった、ということがよくあるのは、既にお話しした通りです。

ロゴセラピーとは、「強すぎる欲求はかえって望むものの実現を不可能にし、逃避はかえって恐れるものを出現させる」という人間の心理を、対人恐怖等の治療に応用しようというものです。

多汗恐怖の患者さんと面接していると、しばしばこんなことを聞きます。

「何年もの間、私は出かけるときにハンカチを何枚ももたないと外出できません。外出先では一時間ごとに手を洗います。人前ではなるべく手を握って汗がたれないようにしています。冬ではポケットに手を入れたままです」

これらは、すべて汗を抑えよう抑えようと注意を手のひらに集中している行為にほかなりません。汗から逃避している態度なのです。これでは、逆に恐れる汗を出現させてしまうことになってしまいます。

そこでロゴセラピーでは、これらの行為や考え方の逆をあえて行うという、逆説志向を取り入れます。ロゴセラピーの生みの親である、ヴィクトール・フランクルが多汗恐怖の患者さんに使った次のような言葉が、逆説志向の本質をよく表しています。

「きのうはまだ1リットルしか汗をかいていない。それでは今日はひとつ10リットルばかりかいてやろう」

すなわち、ロゴセラピーとは、「汗をかくまい」とすればするほど緊張して汗をかくのなら、いっそ「どのくらい汗がかけるものか試してやろう」と開き直ることによって、〝緊張〟を遠ざける、いわば〝開き直り療法〟といってもよいでしょう。

「そんな単純なことで治ったら苦労しない」と思う向きもあるかもしれませんが、これが意外と有効で、しかも効果がすぐ出やすいのです。精神分析や行動療法がとても時間がかかるのに対し、この方法では、たった一回の面接で発汗が激減したというケースもあります。

ただし、執着性の強いタイプの人には、開き直りの発想自体が、かえって意識を症状に向けることになり、逆効果になる場合もあります。そこでそうしたタイプの患者さんには、過剰な自意識を何か他のものに仕向けたり、社会の他の何かを目指して生きることに意味を見いだすように、意識をより高い次元に向かわせることも大切になります。

「あなたは自分の手のひらの汗を観察するために生きているのですか」「あなたの人生に与えられた価値は汗以外にはないのですか」と問いかけ、「人間は汗の多少でその存在意義が評価されるのではなく、人生にはそれ以外の別の意味や価値がたくさんあるのだ」ということが、心から実感できるように実存的な説明を加えてあげることも大切です。

◆自律訓練法と系統的脱感作法

この治療法は、ある刺激場面（ここでは手に汗をかいたような場面）で緊張状態を示すとき、この緊張反応とは相容れないようなリラックスするような反応を生起させることで、患者さんの緊張反応を制止するというものです。簡単にいえば、訓練によって意図的に自分の自律神経をコントロールできる方法を身につけさせるというものです。

ここでまず、自律訓練法について説明しましょう。自律訓練法は、元来、自己催眠法から発展したもので、様々な方法が開発されています。一般的には、病院でおおよその練習法を体得し、あとは自宅で朝夜の一日二回ほど行うことが多いようです。

具体的には、できるだけ弛緩しやすい姿勢で、静かな、あまり明るすぎない部屋で仰向けになり、「気持ちがとても落ち着いている」という安静感の練習から、「両手両足がとても重たい」（重感の練習）、「両手両足がとても温かい」（温感の練習）、「心臓がとても静かに鳴っている」（心臓調整の練習）、「とても楽に息をしている」（呼吸調整の練習）、「胃のあたりが温かい」（腹部の練習）「額が涼しい」（頭部の練習）へと順次すすめていきます。

各公式のマスターに、通常三カ月から六カ月ほどかかりますが、自律訓練法は、患者の体得の意志さえあれば、誰でも技術を習得でき、治療への応用としてのみならず、日常生活のストレス解消、心身の健康増進といった意味で積極的に取り入れてよい方法だと思います。

手掌多汗症への応用として、温感の練習は、逆に手に汗をかくのではないか、という疑問をもたれるでしょうが、実際には不思議とかかないものです。一通りの公式をマスターしたなら、特殊練習として「手足が涼しくなる」といった冷感の練習も効果的でしょう。

さて、こうして自律訓練法によって弛緩反応が十分得られたなら、いよいよ系統的脱感作法にうつるわけですが、その前に「不安階層表」といったものを作成します。これは、患者が過去に「緊張反応」（手に汗をかく状態）を示した刺激場面を、面接や心理テストなどで調べ、その刺激度を小さいほうから順に大きいほうへ並べます。

つまり、過去に手のひらに発汗した様々な場面を10場面選抜し、発汗の少ないほうから多いほうまで順次並べます。たとえば、次のように10の項目を並べます。

〈具体例10〉

①自分の部屋で、一人でテレビを見ている。
②自分の部屋で、一人でゲームをしている。
③自分の家で、家族と話をしている。
④冬、戸外から暖かい教室に入っていく。
⑤梅雨時、ムシムシする電車の中にいる。
⑥試験中。
⑦会社の職場面接を受ける。
⑧日頃好意をもっている女性と話をする。
⑨会社でみんなの前で発表する。
⑩同僚から、手に汗をかいていることを指摘される。

このような不安階層表が作成できたら、患者さんは緊張の低い①の場面からそのイメージを思い浮かべます。そして、イメージすることで緊張反応（手に汗をかくこと）が生起できたなら、患者さんはただちに自律訓練法で得た弛緩反応で、緊張反応を逆制止させます。

ひとつの場面に対して、逆制止によって緊張がなくなったら、不安階層表に従って、順次、次の場面における緊張を逆制止させていきます。このようにして、最終的な緊張場面に対して緊張がなくなるまで逆制止を行っていきます。

こうしたやり方を脱感作といい、系統的に順次行うため、この療法を系統的脱感作法といい、さらに、これらの療法をまとめて、行動療法と呼んでいます。

これらの行動療法は、自律訓練にせよ、脱感作にせよ、治療者と患者双方に時間と根気が必要ですが、この方法は比較的、精神安定剤などの薬物を使用せずに、かなりの治療効果が得られる点で、応用価値があります。

◆多汗恐怖の人のための呼吸法

自律訓練法およびそこから派生する系統的脱感作法は、薬などを使用せずに大きい治療効果を得られることから、精神性発汗治療の第一の選択肢として非常に有効です。

しかし実際に自律訓練法を練習すると、相当な時間と労力がかかり、途中で投げ出してしまう人がかなりいます。これではせっかくの自律訓練法を、多汗恐怖の治療に十分生かすことはできません。

そこで私は、多汗恐怖の人のために、誰もが簡単にマスターできる自律訓練の簡便法を考案しました。私の簡便法は、夜寝る前の30分くらい、ふとんの中で練習を続けることによって、系統的脱感作法に十分応用できるだけの弛緩反応が得られるように工夫されています。

しかし、その他にもう一つ、弛緩反応を十分生じさせるために、絶対必要な訓練がありま す。簡便法を行う前に、まず正しい呼吸法を身につけてほしいのです。実は、この正しい呼吸法をマスターするだけでも、ある程度発汗が減少することもあります。

　一般に、臓器をコントロールしている自律神経系を意志によって自由に働かせることはできません。意図的に胃のぜん動を強くしたり、血管を収縮して血圧を上げたり、心臓の鼓動を速くしたりすることは不可能です。

　しかし、唯一意識的に速くしたり遅くしたりすることのできる自律神経系の働きがあります。それが呼吸です。そしてその呼吸を支配することによって、間接的に他の臓器の働きをコントロールすることは可能なのです。

　たとえば、息を速くし、空気を激しく出し入れすれば、心臓の鼓動も早くなり、血圧もあがります。逆にゆっくりと深呼吸をすると、心臓の鼓動も遅くなり、血圧も下がり、全身の筋肉の緊張も低下します。

　同時に呼吸は、人の精神にも影響します。ゆったりと深く呼吸をしているときは、脳波はα波状態になります。これは心が落ちついた状態です。もっと安静した呼吸を続ければ、ウトウトとした催眠状態になり、脳波はθ波を記録します。このθ波は、ひらめきやアイデアを生み出す脳波だといわれています。
ですから、自律訓練法で効果的な弛緩反応を得るためには、少なくとも脳波がα波になるような呼吸法をマスターする必要があるのです。

〈呼吸法の実際〉

呼吸法の基本は、次のようになっています。

①呼気…腹を引っ込めて古い空気を絞り出す。
②吸気…腹の筋肉を緩めて自然に肺を新鮮な空気で満たす。
③保息…そのまま息を止める。

これらの中で、もっとも大切なものは、呼気です。肺に古い空気が満たされている限り、どんなに吸気に力をそそいでも大気から新鮮な空気をとることはできないからです。ですから、呼吸法は必ず呼気から始めるようにしてください。

まず、正座か楽なあぐらをかきます。そして息を軽く吐き出します。全身の汚いものを出す気持ちで行ってください。それから自然にお腹で息を吸い込みます。この際、呼気と吸気の比を2対1に保つことが大切です。たとえば呼気を8秒としたら吸気は4秒です。

呼気と吸気が確実にできるようになったら、次は息を止めます。保息の長さは、吸気の4倍がよいでしょう。ですから、呼気対吸気対保息の比は、2対1対4になります。

最初は呼気8秒、吸気4秒、保息16秒で練習し、次第に10秒・5秒・20秒、さらに16秒・8秒・32秒と増やしていきます。保息が苦しいようでしたら、息を止める時間のみ短くします。

この呼吸法をマスターしたら、次はヨガなどで「交互呼吸法」と呼ばれている浄化呼吸法を行います。

まず、右鼻孔を右手親指でふさぎ、左鼻孔をあけます。最初は左鼻孔から息を出し、次に同じ左鼻孔から息を吸います。そして右鼻孔をあけて、左鼻孔を右手中指でふさぎます。右鼻孔から息をゆっくりと吐き出し、右鼻孔から吸います。今度は最初と同様に、親指で右鼻孔をふさいで、左鼻孔から息を出してまた吸います。このようにして左右の鼻孔から交互に呼吸するのです。この調気法は抹消血管抵抗を低くして全身の筋肉を流れる血液の循環を促し、弛緩反応を得やすくします。

次に、ヨガで「バストリカ」と呼ばれる呼吸法を行います。これは、すばやく連続的に息を口から吐き出す呼吸法で、一秒間に1～2回のリズムで連続的に50回ほど繰り返します。吸気は、意識せずに空気が自然に吸入されてくるままにまかせます。

この呼吸法は、潜在意識を活性化させ無意識の世界が浮上してくることで、次項でお話しする「自律訓練法の暗示文」が有効に作用するように働きます。

◆五味式自律訓練簡便法

前項で紹介した正しい呼吸法を2～3週間練習した後、次の自律訓練簡便法を練習します。呼吸法だけでも十分汗が減ったという人は、自律訓練の必要はありません。一日数回、意識的に15分ほどこの呼吸をするだけでよいでしょう。

発汗の減少が十分ではないという人は、次の自律訓練法に入ります。この簡便法は、一日の終わりの寝る前30分くらいに、ベッドやふとんで行うのがよいでしょう。

まず、必ず最低10分程度、前項で説明した三種の呼吸法を行ってください。次に室内を薄暗くしてふとんの上に横になります。

最初は、体の各部分に均等に意識を集中させる訓練を行います。この訓練は、多汗症の人が自分の体の中で汗のかきやすい部分にのみ意識を集中させる傾向があるため、体の他の部位にも意図的に意識を集中させることによって、手のひら・足のうらから気持ちを遠ざける目的があります。

具体的には、今練習した深呼吸のリズムにあわせて、意識を足先から頭の先まで集中させ、移動させるのです。ちょうど自分が小人になり、ガリバーの体を足先からボディーウォッチングの旅に出るつもりになると思えばわかりやすいでしょう。手のひらや足のうら以外にも意識を集中させられる場所があることを知ってください。そのとき、できれば、呼気でその場所の筋肉の力を抜き、吸気で力を入れます。

それでは出発してください。足先→ふくらはぎ→膝→股関節→おしり→お腹→胸→首→アゴ→口→鼻→目→額→頭先ときたら、今度は肩→肘→手首ときて、最後は手のひらに神経を集中します。これも2〜3回繰り返してください。

①重感の公式（両手が重い）

3回目の神経集中が終わったら、そのまま両手だけに神経を集中して、「両手が重い」「両手が重い」と心の中で5〜10回ほど唱えます。この重感の感覚は比較的得やすいでしょう。

そしてその後、心の中で、暗示文を唱えます。手のひら多汗症の人では、「手のひらが乾燥している」「汗が引いている」「手がサッパリしている」などの暗示文がよいでしょう。

これが終わったら、目をあけて一度手足を屈曲させて体をリラックスさせてください。

②温感の公式（両手が温かい）

①と同様に、足先から手の先まで順に神経を集中させたら、今度は「両手が温かい」という言葉を心の中で5～10回唱えます。温感の訓練は、逆に汗が出てしまうのではないか、と心配する人がいますが、決してそんなことはありません。むしろ温度が上がっても汗をかかないという自信になります。また、次の冷感の公式を成功させるためにもぜひ必要です。

温感が得られたら、①と同様に「手のひらが乾燥している」などの暗示文を数回唱え、目をあけて手足を屈曲させ、体をリラックスさせます。

③冷感の公式１（額が涼しい）

②とほぼ同様ですが、この場合は、足先から額にきたときに、「額が涼しい」と心の中で5～10回唱え、額で冷感を感じてください。この場合は、手の先まで神経を集中させなくて

かまいません。冷感が得られた後の暗示文は同様です。手足を屈伸させ、リラックスさせるのも同様です。

④冷感の公式２（両手が涼しい）

そして、いよいよ最後に「両手が涼しい」という公式に移ります。額の冷感を感ずることができれば、意外と容易にマスターできるはずです。方法は②で「両手が温かい」と唱えるところを「両手が涼しい」と唱える以外は②と同じです。最後には必ず手足をリラックスさせてください。

これで一通りの自律訓練法が終わりました。

最初は①→②→③→④の順で行いますが、慣れてくれば②③は抜かして①から④に直接移っても十分効果があります。

この簡便法をふとんの上でマスターできれば、電車の中、会社で席についているときでもできます。ぜひ試してみてください。

◆有酸素運動による汗のコントロール

各臓器に分布している自律神経を、意識してコントロールできるのは呼吸だけです。ですから自律訓練法に呼吸法を取り入れるのは非常に有効です。

しかし、これはあくまでじっと動かずに静止した状態の話です。実際には、人間は仕事や家事、その他諸々でじっとしていることはほとんどありません。

そこで、非常に有効になってくるのが「有酸素運動」です。

ここで、なぜ有酸素運動が自律神経と関係するかというと、やはり「呼吸」なのです。

有酸素運動をしてみるとわかりますが、そのときの呼吸は浅くて速い浅速呼吸ではなく、むしろ呼気がゆったりした自然な呼吸法になっているのです。

つまり、有酸素運動時は誰でも正しい呼吸法を無意識に身に付けているのです。

そのような呼吸が伴うため、有酸素運動時に交換神経は高まりますが、同時に眠っている副交感神経も呼び起こされて、自律神経のバランスがうまくとれているのです。

しかも、そのとき汗はかきますが、ジトッとたれるような汗でなく、サラリとしたよい汗が出ているはずです。

なぜなら、有酸素運動では、肺から十分な酸素が抹消の血管に供給されるため、クエン酸サイクルという方法でクリーンなエネルギーを得ることができ、「よい汗」がかけるのです（147ページ参照）。

このように、運動不足でない人にとっても、運動は非常に有効なのです。

◆薬物療法で心の不安を取り除く

緊張したり、驚いたときに、誰にでも起こる精神性発汗を調節している大脳の中枢は、驚きや怒りなどの感情と深く関係している辺縁系（大脳の古い部分）と、通常の体温調節の中枢がある視床下部の一部にあるとみられています。

ところが、精神性発汗が恒常化して悪循環に陥ったような多汗恐怖の場合は、それ以外に高度な精神活動を行う大脳皮質や潜在意識の部分とも密接に関係しています。

つまり、「自分は汗をかいてはいけない」「汗をかくことは許せない」という思考は大脳皮質で行われており、さらに、潜在意識の部分では、汗という症状が出現する以前から、「電車に乗ると汗をかくのではないか」「仕事相手と話をすると汗が出て止まらなくなるのではないか」といった汗を予想する不安（予期不安）を抱いているのです。

薬物療法とは、強迫神経症の治療で行われているのと同様に、薬によって心の中の不安を取り除こうとするものです。

具体的には、マイナートランキライザーのような精神安定剤やベレルガルのような自律中枢調整剤、バルビタールのような中枢性の睡眠剤が投与されます。

ただ、これらの新薬は、ときに眠気、ふらつきなどの副作用が生じることがあり、日常的に飲み続けることは問題もありますので、私のクリニックではよく、漢方薬の柴胡加竜骨牡《さいこかりゅうこつぼ》蠣湯《れいとう》や桂枝加竜骨牡蠣湯《けいしかりゅうこつぼれいとう》などの重鎮安心薬を用いて効果をあげています。

精神安定剤以外に、発汗の生体的機構に直接影響を与える薬物投与も有効です。

発汗に携わる自律神経は交感神経ですが、エクリン腺の場合は、アセチルコリンという伝達物質が神経末端から遊離されています。そこでこのアセチルコリンの遊離を止める作用のある薬（抗コリン剤）を投与すれば、発汗を抑えることが可能になります。

抗コリン剤には、硫酸アトロピン、ロートエキス、臭化プロパンザインなどがありますが、これらの薬には、ときに口渇、便秘、胃腸障害などの副作用があります。また緑内障、高血圧、前立腺肥大症のある患者さんには注意して使用しなければなりません。

そこで私のクリニックでは、漢方薬を常備薬とし、抗コリン剤のほうは、人前で発表がある場合などどうしても汗をかきたくない場面に限って、週1回程度の頓服薬として服用してもらっています。

これらの薬物使用によって、予期不安が減ると同時に、副次的な効果も期待できることがあります。薬によって不安が減り、少しでも汗が減ったという事実が自信につながり、それが薬を飲まないときでも不安を減少させるからです。緊張と発汗の悪循環とは逆の好循環が起こるわけです。

そして、一度この好循環に入ることができれば、「もう大丈夫」という自信が強くなり、多汗にばかり向いていた意識を別の分野に向ける余裕が生まれてきます。

私のクリニックでは、このように薬物療法がある程度の効果をあげた後は、薬をポケットなどに入れて普段持ち歩くことをすすめています。飲む飲まないにかかわらず、薬を持ち歩いていれば、いざとなったら「いつでも汗を減らすことができる」という安心感が得られるからです。

◆集団療法（エンカウンター）で患者同士の交流を

多汗恐怖の患者さんには、すでに述べたように他人の気持ちを気づかいすぎ、本音をストレートに表現できずに成長した方が多いので、一般的に社会に出てからも人付き合いが苦手で、ときには引きこもってしまう傾向のある人もいます。

また、そんな引きこもりがちな状況を、多汗に結びつける傾向もあります。彼らと話をしていると、よくこんなことを言います。

「こんなに汗が多いのは自分だけではないか」

「もし汗が減れば、私はもっと積極的に対人関係もうまくいくと思います」

「自分が多汗であること以上に、多汗で悩んでいる自分を人に知られることが恥ずかしい」

これらの気持ちは、自分を差別化すること、本当の原因から目をそらして逃避していることにほかなりません。

このような差別化と逃避が生ずる第一の理由は、患者さん自身が今までに同じ悩みをもつ仲間と知り合ったり、その悩みを打ち明け合うといった、仲間同士の共感を得る機会が少なかったことにあります。

もし、多汗恐怖になる前の段階で、同じような多汗の人と自由な交流ができたなら、このように悩まなかったのではないかと思える患者さんは多数います。

そういった患者さん同士の相互交流の場を求めて、集団療法（エンカウンター）に参加するのも、精神的多汗の治療として有効です。

一般的なエンカウンターは、一度に数十名という多くの参加者が、長い場合1週間にもおよぶ合宿をします。そして主催者側から与えられた様々なエクササイズやゲームを通じて、日頃の役割に縛られない本音の自分を発見し、それに従って生きる練習をしようとするものです。

具体的には、様々な演習やゲーム、ロールプレイなどを通じて、自己を自然に主張できる自己主張訓練、本音の自分を表現できる自己表現訓練、他人と共感できる訓練、他人を理解するための傾聴訓練、対人関係での自己理解を深めるために、エゴグラムという性格分析法を使った交流分析などを行います。

しかし、多汗恐怖の患者さんがこのようなエンカウンターで、多汗の治療につながるような自己変革に成功するために、参加者にぜひ努力してほしいことがいくつかあります。

その第一は、まず現在志向の考え方を目指すことです。

多汗恐怖の人に共通する思考の特徴は、過去および未来志向が強いということです。彼らは、常に過去に体験した汗かきのいやな場面が頭から離れません。と同時に、過去のいやな場面がまた再び起こるのではないかと将来を予想する不安にも陥っています。それは、「汗をかいた過去」と「汗をかくかもしれない未来」にとらわれてしまい、汗をかいていない今現在の自然な自分を忘れてしまっている状態です。

でも、過去はもう存在しないのです。未来はまだきていません。私たちは、「今ここ」の自分が「ここの今」に生きるしかないのです。今ここの体験に基づいた自分の感覚や感情に気づいて、それを大切にすることが、エンカウンターの目的なのです。

次に大切なことは、反知性です。つまり理屈や概念によって自分の言動を理解するのではなく、今ここに生じた自分の感情を、解釈や評価などの知的作用を一切加えずに受け入れるのです。

多汗恐怖の患者さんは、一般的に負けず嫌いで完璧主義です。また、知的レベルの高い人が多いようです。彼らは、絶えず集団の中での理想的な自分の立場を頭に思い浮かべます。彼らの理想のイメージでは、汗かきの自分などとても許すことはできないのです。

でも、考えてもみてください。人々の生きていく中で生ずる本音の感情というものは、とらえどころのない曖昧なものですし、人と人との付き合いの中で起こった感情に科学的根拠を求める必要などありません。自然に生じた感情とは、それ以上でも以下でもないのです。

本音の感情の由来を説明することに、どれだけ意味があるのでしょうか。たとえば恋愛している人が、「本当に愛している」という今の感情を分析し、「なぜ愛しているのか」という理由を考えるのに精魂を使い果たす必要があるでしょうか？　「愛しているから愛している」というだけで十分でしょう。

多汗で悩む人の多くは、汗という現象だけでなく、その状況でなぜ汗をかいてしまったかといった自分の感情までも分析・解釈しようとする傾向があります。それは、自分の自然な感情を抑圧しようとする行為でもあります。

でも、感情というものは、そのような抑圧をもっとも嫌い、反発します。そして、その感情は往々にして、無意識の領域でより一層膨らんでいき、それがちょうど膨らみすぎた風船のように破裂します。そのとき、行き場のなくなった感情のエネルギーは、発汗などの身体症状に形を変えて表れるのです。

つまり、彼らにとって大切なことは、汗をかく自分を全体としてそのまま受け入れてしまうこと、つまり自己受容の心なのです。

第三番目に求められることは、非言語的コミュニケーションの手段を重視することです。これは、日常生活の中で、顔の表情、視線、声の調子、身振り手振りなどのボディーランゲージを上手に使えるよう訓練しようというものです。

多汗症の中でも、特に手掌多汗症の人は、手のひらにたくさんの汗をかいていることを他人に気づかれまいという意識が強いため、無意識的に常に手を握っていたり、手をポケットに入れていたりという動作が多く、自然な表情や身振り手振りを使った会話が下手です。

日常生活の中で、自己表現の手段の60パーセント以上は非言語的なものだといわれています。まして感情の伝達のほとんどは、このようなボディーランゲージに依存しています。

エンカウンターを通じて、今まで無意識的に隠していた手のひらを練習した通り、意図的に人前にさらけ出すことによって、手のひらの汗が気にならなくなった人や、コンプレックスを解消できた人も多いのです。

このように、エンカウンターの多汗症治療への応用は、単に発汗を減少させるということだけにとどまらず、参加する人の根本的な生活態度にせまるものです。

つまり、多汗症克服のためにもっとも大切なことは、汗を減らすことを目的とすることではなく、知らず知らずのうちに、結果として汗が減っていたという状態にすることなのです。このような意味で、今あなたに求められていることは、汗を減らすことではなく、あなたの思考傾向や性格傾向を変革すること、つまり〈自己変容〉を目指すことなのです。

◆発汗を元から断つ！　神経ブロック

神経ブロックの原理は、発汗神経の構造を理解すればよくわかります（45ページ図4参照）。脳の視床下部から出発し末梢へ向かう発汗神経は、脊髄を下って頸髄の最下部や胸髄までいきます。今度は、そこから横に向かう交感神経繊維となり、いったん脊髄の両側を上下に走っている数珠状の交感神経の幹に入ります。そして最後は、そこから末端の皮膚の汗腺に分布していきます。

神経ブロックとは、このような交感神経の繊維が集中する幹や節の部分を破壊することによって、それ以降への神経の伝達を止めることをいいます。

このような神経ブロックには二通りの方法があります。

一つは、首の頸髄のところにある星状神経節でブロックする方法です。この治療法は本来、メニエル症候群や顔面神経麻痺などの治療として、血行改善や自律神経調整の目的で施行されていました。しかし、この治療法を施した患者さんが、手のひらの発汗も減少することがわかり、多汗症の治療にも応用されることになりました。

この治療法にはある程度確実な効果が期待できる反面、難点もあります。それは、術者の技術レベルの違いによって効果が違ってくること、多量の麻酔薬を用いる必要があること、体の片側ずつしか行えないこと、なかには効果が持続しない人もおり、その場合は何度も治療しなければならないこと、などです。

そこで近年、より効果的な神経ブロックの方法として、内視鏡下胸部交感神経節切除術が考えられました。これは、全身麻酔下で、両側胸部や腋の下に切開を加え、そこから内視鏡(胸腔鏡)を入れ、観察しながら直接胸部の交感神経節を物理的に焼き切ってしまう方法です。前述の星状神経ブロックのような局所麻酔薬を注入する科学的方法に比して、効果も確実で持続性も優れています。

ただこの方法は、入院設備のきちんと整った施設で、相当な経験のある医師から施術を受けるべきです。なぜならこの治療法は、神経節の焼灼《しょうしゃく》が適切でないと、皮膚感覚が変わったり、温度のちょっとした変化にも違和感を感じるようになることもあります。また、手のひらの汗は減ったとしても、胸部や腰部、足の汗が増加して、今度はその部分の多汗で悩むことになる可能性もあります。この「代償性多汗」の副作用は、手のひらの汗の悩み以上の深刻な悩みとなることもあります。

いずれにせよ、神経ブロックは、専門医に相談の上、慎重に行われることをおすすめします。

◆期待以上だったボトックス治療による減汗効果

最近、ボツリヌス毒素A（商品名ボトックス）を腋窩の皮下に注入する療法が注目されています。自律訓練法などはかなりの時間がかかりますので、もっと簡単に抑えたいというのであれば、この「ボトックス」の注射も選択肢のひとつです。

ボトックス治療は、精神性発汗型には非常に効果があります。

従来、ボトックスは、アドレナリン分泌型の「ワキガ型多汗症」にはあまり有効ではないと言われてきましたが、ワキガ型の多汗症にもある程度の効果があることがわかってきました。

①ボトックスが効くメカニズム

ボツリヌス毒素Aの多汗症への応用例については、私自身1999年のファッケル教授（ドイツのマンハイム大学病院）の報告で知り、非常に興味をもちました。

しかし、元来私は慎重な性格で、その「ボツリヌス毒素」という、さも恐ろしげな名前にしり込みしたものでした。様々な文献を取り寄せると、ボツリヌス毒素Aは、１９７７年に米国のスコットが、斜視に対して臨床応用し、しだいに眼瞼痙攣、片側顔面痙攣、痙性斜頸などにも用いられるようになったことがわかりました。

そして、その作用機序は、ボツリヌス菌の神経毒の作用、つまり神経の末端に結合して、そこから分泌されるアセチルコリンの放出を阻害することで、筋肉の不随運動を抑制するものであることがわかりました。

ではなぜ発汗も減少させるのでしょうか。

実は交感神経の末端で発汗を促進させているのが、このアセチルコリンという伝達物質なのです。通常、交感神経末端から分泌されるのは、アドレナリンです。しかし汗腺に対しては、例外的に交感神経からアセチルコリンが分泌されるのです。ですから、アセチルコリンを抑制するボツリヌス毒素を多汗症の治療に応用しようと考えるのは当然のことなのです。

ボトックスの腋窩多汗症への応用は、どの程度の量を注入すると、副作用を生じない範囲で、どの程度の減汗効果があるのか、という基本的な医学的検証がまだなされていない分野でしたので、私のクリニックでモニター期間を含め約2年間治験を行いました。結論を言いますと、ボトックスは私の想像以上の減汗効果がありました。

注射後約1週間後にお近くの方には検診に来ていただき、遠方の方には電話で経過報告をしていただいたのですが、7割くらいの人が「70パーセント～80パーセント程度減少した」と返答しています。中には「ほとんどかかなくなった」と答えた人もいました。「幾分減ったかな？」という程度の人も中にはいて、人により効果に差が見られますが、全体的には「満足できる」方法と断定してもよいでしょう。

効果のある人は、注射の翌日から効き始めるようです。だいたい3日目くらいから効果が現れる人が多いようです。

②ボトックスは精神性発汗に特に効果がある

効果の持続期間については、従来、３～４カ月間くらいということでしたが、注射の部位の工夫で半年以上持続することもわかりました。理論的にはボトックスは半年くらいで交感神経末端からはずれて、体外に排泄されてしまいますので、その後は再び汗をかきはじめる「はず」です。

ところが、驚いたことに、この「はず」が来ない人がいたのです。

実際に、私のクリニックの統計では、半数近くの人が6カ月を過ぎても汗が減少しているか、以前よりあきらかに少ないままだったのです。つまり1回の注射で多汗症が「治癒」する可能性もあるのです。

これは、ボトックスによる汗の減少という実体験を通じて、「また汗をかくのではないか」と汗を予想する不安が、「注射をすればいつでも汗は抑えられるのだ」という自信に変わったからです。そのような自信が、汗以外の何か違う価値へ意識を向かわせ、さらに予期不安が減少するという好循環をもたらしたのです。一種のロゴセラピーのような結果を招いたともいえるでしょう。

もちろん、これはすべての人に当てはまるわけではありません。内向的で物事にこだわる人は、物理的な効果期間がなくなると再び汗がでて、もう一度注射が必要となります。しかし、それでも前回より少ない量で同じ減汗効果が得られるようです。

また、これまで報告されていた腕の重量感やしびれなどの症状や効果についても、注射の量と注射部位によりかなり改善されることがわかりました。皮下ではなく皮膚真皮下層に注入することで、より少ない量で大きい効果が期待できます。

さらに、軽度の「ワキガ型多汗症」の人では、汗だけでなくワキガのニオイも軽減されることがわかりました。今後、ボトックスは、多汗症だけでなくワキガの治療法としても応用されるでしょう。

しかし、患者さん本人に対する安全性は確認されていますが、妊婦の胎児に対する安全性はまだ確立していませんので、半年先までに妊娠の可能性がある女性は、ボトックスの注射は避けて、出産してから治療を受けるのがよいでしょう。

◆汗を抑える塩化アルミニウムの使用には注意が必要

持続的でなく一時的にでもよい、少しでもいいから手のひら、足のうらの汗を抑えたいという患者さんには、制汗剤の使用をすすめます。

制汗剤として用いられることが多い薬品として、塩化アルミニウムがあります。

塩化アルミニウムは、通常「医薬品」ではなくて「実験用」として用いられていますので、一般の薬局では扱っていないかもしれませんが、大きな薬局では普通、５００ミリリットルの20パーセント溶液で販売しています。

塩化アルミニウムの使用については、十分注意する必要があります。

それは、塩化アルミニウムが、エクリン腺の導管部に「炎症」を起こすことで、発汗を抑制していることを考えてもわかります。通常の20パーセントの溶液を腋の下に使用すると、かぶれや炎症などのトラブルが発生することがあります。腋の下の皮膚は敏感ですので、皮膚の弱い人は避けたほうがよいでしょう。

使用する際の注意点は、必ず20パーセント以下に薄めて使うこと（自分で効果のある濃度を知ることが大切です）と、持続的に使用していると逆に効果が減退することがあるので、短時間で洗い落とすことです。

夜寝る前に塩化アルミニウム液で多汗が気になる部分を十分湿布をして、朝、水で洗い落としてから外出すると効果的です。なぜなら、寝ている間は精神性発汗は起こりませんので、アルミニウムのイオンが汗腺の導管に十分入りこむことができるからです。

ただし、少しでもかゆみや自覚的な炎症を皮膚に感じるようなら、すぐに使用を中止してください。さらに、長時間および長期間の継続使用も避けたほうがよいでしょう。

◆ホルマリンとイオンフォレーゼ

その他の制汗剤としては、ホルムアルデヒド（ホルマリン）などがよく用いられます。これらを薄めた液で、就寝前や朝起きたときに、手のひらや足のうらの洗浄を繰り返していると、一時的に汗腺の導管が閉塞して汗が減少します。

また、その応用として、イオンフォレーゼという方法もあります。これは、それらの薬剤をより効果的に汗腺に浸透させるために、薬剤液の中に手のひらを入れ、弱い電流を流す方法です。ただ、この方法は、時間と費用がかかるわりには、一時的な効果しかありません。さらに長期間使用していると次第に効果がなくなり、逆に汗腺が開いて汗が増加する場合もあるため、今ではほとんどの施設で使用されていません。

第6章

生理的多汗と
病的多汗の治療

◆肥満の人が汗をかきやすく、ニオイが強くなる理由

多汗には、特殊な病気の症状として表れる多汗と、治療の必要のない生理的な多汗とがあります。まず、病気ではない多汗からみてみましょう。

「太った人は汗かきですか?」という質問をよく受けますが、答えは「イエス」です。しかも「悪い汗」をかく傾向にありますので注意が必要です。

肥満者が汗をかきやすい理由はいくつかあります。

人間は日常活動を通じて体内に多量の「熱」を産生し、この熱をたえず体外に放出して恒常性を保っているのです。ところが肥満者の厚い「皮下脂肪」は熱の体外への放出をブロックして、体温を上がりやすくするため、その体温を下げる手段としてより多くの「発汗」が必要となり、普通の人より汗をかきやすくなるのです。

しかも、肥満者は普段から運動をしていない人が多いため、ちょっと動いただけでも大量の汗をかいてしまいます。

これは、肥満者が一定の運動量に対する酸素摂取能力（最大酸素摂取量）が著しく低いことにも関係があります。

酸素の摂取が十分でないと、人間は無酸素下の「解糖系」という方法で運動のエネルギーを得ようとします。この解糖系でエネルギーを得ると、その代謝として汗のなかに乳酸が増加し、ニオイが強い「悪い汗」もかきやすくなるのです。

これらのことは、「皮下脂肪」だけでなく「内臓脂肪」の多い人にも言えます。むしろ内臓脂肪は皮下脂肪よりも貯蔵されている中性脂肪の活性度が高いため、血中の脂肪酸の濃度が高くなりやすいので、抹消の毛細血管の動脈硬化が起こりやすくなります。このことは皮膚の血流の悪化をまねき、体内の熱の放出が阻害される結果（うつ熱といいます）、代償的に発汗作用が強くなり、汗を多量にかきやすくなります。

また、血中の遊離脂肪酸の濃度が高くなると、汗や皮脂腺から分泌されるようになり、汗くささが強くなります。中高年の男性は、飲酒の影響で脂肪肝になる人が多いのですが、肝機能が低下すると遊離脂肪酸の代謝が阻害され、より血中の濃度が高まります。同時にケトン体という非常にニオイの強い物質が多く生産されるようになり、呼気や汗の中に出てきます。

「内臓脂肪」が多い人は、一見均整がとれているようでいて、隠れ肥満の場合があります。急に「汗が多くなった」のは、実は内臓脂肪の増加のサインだったということもありますので、「たかが汗くらい」とあなどることは禁物です。

◆睡眠と汗の密接な関係

人間は就寝時にはだれでも発汗をします。

それは睡眠が深くなると視床下部の発汗中枢の体温のセットポイントが下がり、体温を下げようとして汗をかくからです。

特に、最初に睡眠が深くなったときに多くの汗をかく傾向があります。

これらの発汗は「寝汗」と言っても全く生理的なもので異常ではありません。

汗のタイプも運動後にかくようなサラサラとした汗です。

ところが「寝汗」のなかでも「盗汗」と呼ばれる種類のものがあります。これは頭部や首から胸の周りを中心に粘っこい汗をかくもので、虚弱な人や、精神不安の人、慢性の消耗性の疾患の人に多くみられます（詳細は１５８ページ参照）。

こちらは、治療の必要があり、病気が治癒すれば寝汗も減少します。

もうひとつは健康な人でもよくあることですが、夜夢を見やすい人が何か興奮するような夢を見たときに一時的に「温熱性発汗」の中枢を刺激して多量の汗をかきます。このタイプの汗は朝型に「レム睡眠」をしているときに夢を見やすいためおこりやすく、朝パジャマがぐしょぐしょになっているため気になる人がいます。

その一方で、不眠症の人は汗をかきにくいという事実もあります。

人間の体温は、日内変動といって、昼体温が上がり夜下がるというリズムを保ちながら健康を維持しています。夜に体温が低下に伴って基礎代謝が下がり、「プチ冬眠」のような状態になることで熟眠できるのです。そのため、寝入りばなに生理的な寝汗をかいて、体温を下げることが大切になります。

ところが、汗をかきにくい体質の人が、体温が高い状態が続いたままで寝ると、基礎代謝が下がらず、「プチ冬眠域」に入りにくくなります。例えば、風呂上がりにすぐ冷房にあたり、皮膚温が下がることで汗が止まり、まだ十分に脳温が下がらないままで寝ると寝つきが悪くなるのはそのためです。

つまり不眠症の人は、体温を効率よく下げるための「よい汗」をかきにくいこと、すなわち汗腺機能が不調であると言えるのです。

ですから、不眠症の対策として、汗腺トレーニングや有酸素運動で汗腺の働きをよくしてあげることも有効なのです。トレーニングによって効率よく汗をかけるようになった汗腺は、睡眠時に有効な寝汗をかき、プチ冬眠のために最適脳温をもたらすでしょう。

それだけではありません。汗腺が鍛えられて、体全体にいい汗をかきやすくなった体は「代償性の発汗」をする必要はありません。発汗中枢は、「他で十分汗をかいているから、他の汗はほどほどに！」という発汗抑制の指令を出すようになるのです。その結果、局所的な多汗も克服できるのです。

◆味覚性発汗を気にすることはありません

汗のかき方には、「温熱性発汗」「精神性発汗」のほかに、「味覚性発汗」があります。

味覚性発汗は、普通「辛いもの」などを食べたときに顔、特に額や鼻、ときには頭を中心にして起こります。しかし、人によっては「甘いもの」や「酸味のもの」でも起こります。

味覚性発汗は、本来生理的なものですから治療の対象にはなりませんが、中には多汗を異常に気にするあまり、「予期不安」をもつ人もいます。

つまり食事の前から「これ食べて汗が出てきたらいやだなあ」といった不安をもつと、それは心理下で緊張と同じ状態になり、2次性の「精神性発汗」が加味されることもあります。

そのようなときには、異常な汗が本人の悩みになることもあり、精神性発汗の治療をすることもあります。

◆病気が原因となる多汗（病的多汗）

恒温動物である人間が汗をかくことは、生きるための代謝にかかわる重要な機能です。逆に体の中に異常が生ずると、発汗の量にも変化が表れることがあります。そのことから、次に述べるような様々な病気の存在を知る手掛かりになることもあります。

〈病的全身性多汗〉

風邪などで熱が出たとき、初期の高熱のときより、やや治りかけて熱が下がったときに、全身に多量の汗をかくことがあります。

風邪をひいた直後は、風邪によって生産された発熱物質が、脳の体温調節の中枢に働きかけ、正常時より高い体温レベルに調節しようとします。つまり、体温を上げるために発汗を抑えて熱の放出を減らそうとするので、皮膚の血管が収縮します。このときに寒気を感じ、ふるえが起こります。

逆に、解熱時になると、体温調節のレベルが下がるため、熱の放出が促され発汗が生ずるのです。ですから、発熱時に発汗が始まることは熱が下がっていく証でもあるのです。

次は重症の病気の例ですが、脳の中に腫瘍があると、体温調節の中枢がある視床下部が傷害され、全身性の多汗が生ずることがあります。

甲状腺機能亢進症では、甲状腺ホルモンの増加により基礎代謝が高まり、全身性の多汗がみられます。

糖尿病で神経障害を合併したときや、経口糖尿病薬の過剰投与で低血糖になったときにも全身性の多汗がみられます。

副腎腫瘍の一種である褐色細胞腫という病気でも多汗が生じます。これは前述の甲状腺機能亢進症の場合と同様に、アドレナリンというホルモンが病気のために大量に分泌され、これが代謝を高めるために起こります。

また、肺の病気で呼吸困難があると血液中の二酸化炭素が増加して、脳の体温調節中枢の調節レベルを低下させ、発汗が増加します。

末梢循環虚脱や心不全の一時期、結核などの慢性の病気で全身が衰弱したとき、胆石や尿管結石、狭心症等で急激な激痛を伴うとき、などでも多量に発汗します。

〈病的局所性多汗〉

病気によっては体の一部分だけに特別汗をかくことがあります。

局部的な多汗症は、汗をかく部位によって、体の不調がどこにあるかを教えてくれることがあります。たとえば、くる病では、頭部に局所的に汗をかきます。

大動脈瘤や胸部の縦隔腫瘍があると、その側の交感神経を刺激して、片側の顔や体幹だけに多汗がみられることがあります。

慢性関節リウマチの活動期には、手や足だけに多汗がみられることがあります。

脳卒中などで片麻痺がある場合、罹患部のほうが発汗が多くなる傾向があります。

◆汗と漢方療法

西洋医学では、治療方針を決定する前に必ず様々な検査を行い、病名を診断することが重視されます。つまり、ある症状があるからと言って、すぐには治療法が決まるわけではありません。西洋医学では「多汗」即治療に結びつくわけではないのです。

ところが中医学では昔から、汗の出方が健康のバロメーターとして重要視されてきました。同時に、汗の出方に基づいた診断法で様々な漢方療法が考えられ、服用すべき漢方薬が選ばれます。実際に、漢方療法は多汗の治療に有効なことが多いのです。

ただし、次にあげる漢方薬が即あなたにとってベストの方剤であるというわけではありません。実際の漢方での方剤の選択は、熱証（陽）・寒証（陰）といった病気の性状や、実証（陽）・虚証（陰）といった患者さんの体質について、漢方特有の診断法に基づいて決められます。

体質によっては、同じ症状でも違った薬が必要ということもありますので、実際の使用に関しては、専門医とよく相談するのがよいでしょう。
以下では、漢方医学からみた多汗症の分類について説明しましょう。

①自汗《じかん》

安静にしていても、あるいはほんの少し動いただけでも発汗することを「自汗」と呼びます。

自汗の症状があるときは、息切れや動悸を伴うことが多く、これは中医学的診断では、陽虚・気虚と呼ばれ、精神的・機能的なものが弱っている状態をいいます。

漢方的治療では、動悸・息切れなどの症状を伴う心気虚の場合、党参《とうじん》・黄耆《おうぎ》・人参《にんじん》などの生薬を配合した補気薬（機能の衰えを補って強化する薬）を投与します。また、心気虚の症状に加え、寒がる、四肢の冷えなどを伴う心陽虚の場合には、附子《ぶし》・肉桂《にくけい》・乾姜《かんきょう》・桂枝《けいし》などの生薬を配合した助心陽薬（体を温める作用のある薬）が処方されます。これらの漢方薬には十全大補湯《じゅうぜんだいほとう》・人参養栄湯《にんじんようえいとう》・八味地黄丸《はちみじおうがん》などがあります。

②盗汗《とうかん》（寝汗）

寝汗は誰でもかき得る生理的発汗の一つですが、それがサラサラとした運動後にかくような汗ならばともかく、粘っこい汗が頭部や首から胸の周り、腰から股の周囲に多く出るようだと、注意する必要があります。こういう汗は、一般的な寝汗と区別し、中医学では「盗汗」と呼んで重要視します。

盗汗は、虚弱な人や不眠、口渇、精神不安をもっている人に多く、また結核をはじめとする消耗性疾患を患っている人や、肉体的・器質的なものが弱っている陰虚という状態の人に多くみられます。

漢方医学では、動悸・不眠・ふらつき・めまいを伴う心陰虚の場合、百合《びゃくごう》・生地黄《しょうじおう》・麦門冬《ばくもんどう》などの生薬を配合した養心陰薬（肉体的・器質的な衰えを補う薬）を処方します。乾いた咳やのどの乾燥、手のひら、足のうらの熱感を伴う肺陰虚の場合は、沙参《しゃじん》・百合《びゃくごう》・天門冬《てんもんどう》・生地黄《しょうじおう》などの生薬を配合した養肺陰薬（呼吸器系の衰えを補う薬）を処方します。ふらつく、目がかすむ、微熱、足腰がだるいなどの症状を伴う腎陰虚の場合は、熟地黄《じゅくじおう》・玄参《げんじん》・枸杞子《くこし》・何首烏《かしゅう》などの生薬を含む慈陰補腎薬（腎系の衰えを補う薬）を処方します。

次に薬局でも買える盗汗を防ぐ漢方薬を紹介します。ただし、前述のように、ここに書いた症状は、あくまで一般的な目安と考えてください。

【盗汗を防ぐ漢方薬】

〈小建中湯《しょうけんちゅうとう》〉

虚弱体質で、神経過敏、疲れやすい、貧血、冷え性、胃腸虚弱、不眠などがあり、腹部が冷えて小便が近くなったり、腹痛を起こしたり、下痢をしがちな人、微熱があって手足がほてるのに、冷え性で寒がりの人に用います。

〈帰脾湯《きひとう》〉

体が弱って元気がなく、疲れやすい、食欲がない、貧血で顔色が悪く、動悸、息切れ、不眠、健忘症気味の人で、夕方になると熱が出て、盗汗をかく人に用います。以上の症状に加え、精神不安が強く出ている場合には、〈加味帰脾湯《かみきひとう》〉がよいでしょう。

のどに潤いがなく、痰の出ない空咳をしたり、逆に夜寝てから痰が粘りついて激しく咳き込む人で、皮膚が乾いて、浅黒くなっていて、微熱があって盗汗をかく場合に用います。〈滋陰降火湯《じいんこうかとう》〉

このような症状を示す人は、慢性気管支炎、肺結核、肋膜炎、糖尿病、腺病体質などをもっている場合があるので、医師に相談したほうがよいでしょう。

その他、倦怠感が著しく、特に首から上に汗をかきやすい人には〈柴胡桂枝乾姜湯《さいこけいしかんきょうとう》〉、慢性の咳や痰が出る消耗性呼吸器疾患のあるときには〈滋陰至宝湯《じいんしほうとう》〉、肌の荒れやすい人で、のぼせ、肩こり、耳鳴り、頭重感、腹痛、下肢のしびれなどが日常的に起こる人には〈七物《しちもつ》降下湯《こうかとう》〉がよいでしょう。

日常的に汗をかきやすく、同時に盗汗も出る人には、〈補中益気湯《ほちゅうえっきとう》〉〈十全大補湯《じゅうぜんだいほとう》〉〈柴胡《さいこ》桂枝湯《けいしとう》〉などがよいでしょう。

③脂汗《しかん》・冷汗《れいかん》・絶汗《ぜっかん》

「脂汗」は、脂肪体質や化膿体質の人がかきやすく、皮脂腺の分泌の多い額や鼻・あごなど顔を中心に、常時脂ぎっています。しかし、そのこと自体は何ら病気ではありません。

ただし、胸部や頭部などに強度の痛みがある場合や、強い腹痛を伴う便秘、高熱時に急激に脂汗を胸部や手のひら・足のうらなどにかくようだと要注意の信号とみてよいでしょう。脳卒中、狭心症、腸閉塞等の重い病気の前触れであることもあるからです。

「冷汗」とは、文字どおり、暑くもないのに「ドキッ」としたり「ヒヤッ」としたりするときに出る冷や汗のことです。そのとき、皮膚が冷たくなっていることからそう呼ばれます。通常の精神性発汗と同様なメカニズムで起こりますが、冷汗の場合には、皮膚の血管の収縮や鳥肌など、寒いときに起きる反応と一緒に起こることが特徴です。

冷汗自体は、生理的なもので異常ではありませんが、冷汗についても脂汗と似たような症状が出ることもあり、その場合には注意が必要です。

また中医学では、玉のような大汗が出て止まらず、手のひらが油のように粘る汗を「絶汗」

といい、生命の危険のあるショック状態のときに出る汗をいいます。このような重症な疾患の場合には、当然西洋医学的な救急処置が必要となります。

脂汗、冷汗に有効な漢方薬を次に紹介します。

【脂汗・冷汗を抑える漢方薬】

〈大承気湯《だいじょうきとう》〉

かなり強い下剤で、お腹が張って硬く、便秘をしているときなどに用います。急性の熱病で、目がうつろになり、熱のため悶え苦しみ、脳症を起こしているときなど、手のひら、足のうらを中心に脂汗が吹き出すような場合にも、お腹が張って便秘をしていれば用いてもよいでしょう。

〈荊芥連翹湯《けいがいれんぎょうとう》〉

皮膚の色が浅黒く、蓄膿、慢性炎、扁桃腺炎、ニキビがある人で、手のひらや足のうらに脂汗をかきやすい人にも用います。

〈呉茱萸湯《ごしゅゆとう》〉

発熱はないが、冷汗をかき、極端な寒がりで、手足が冷え、発作性の頭痛があり、吐き気、首のこわばり、耳鳴り、めまい、下痢などがあるときに用います。顔面紅潮、不安感などがあって冷汗をかくときに用います。

ここにあげた薬は、直接、脂汗や冷汗そのものに作用するのではありません。脂汗や冷汗が出やすい病状の治療を目的とするものです。

日常的に脂汗の出やすい人は、過食状態が続いていて、いわゆる過剰栄養に陥っている可能性があります。脂汗をかく部分が不燃焼糖のはけ口になっていることが多いので、食事を制限し、デンプン質、糖分、動物性脂肪などは控えたほうがよいでしょう。

また、脂汗は酸化しやすく、いやなニオイや皮膚炎の原因にもなりやすいので、できるだけ清潔に保ちたいものです。

◆局所性の多汗症に効く漢方薬

汗をかく部位と症状の分類、およびそれらに効く漢方薬を次に示します。

①頭部……肝機能障害、くる病

〈茵蔯蒿湯《いんちんこうとう》〉

一般には肝炎の薬ですが、上腹部が張って、胸が苦しく、口が渇き、便秘気味で、頭部に発汗があるような場合、体の内に熱がこもったような感じの場合に用いるとよいでしょう。

②首から上……虚弱体質、体力不足、神経過敏

〈柴胡桂枝乾姜湯《さいこけいしかんきょうとう》〉

体力がなく、疲れやすく、動悸、息切れ、微熱、寝汗などがあり、神経質で体から上に汗（頭汗）をかく人に用います。

③手のひら、足のうら……神経過敏、神経疲労、慢性便秘、高熱性疾患、蓄膿症など

〈竜胆瀉肝湯《りゅうたんしゃかんとう》〉

体力は比較的あるが、膀胱炎、尿道炎など、泌尿、生殖器に炎症を起こしやすく、排尿痛や残尿感があって、尿が濁ったり、腰下が多く、手のひら、足のうらに汗をかく場合に用います。〈大承気湯《だいじょうきとう》〉〈荊芥連翹湯《けいがいれんぎょうとう》〉なども、手のひら、足のうらの多汗に効果があります。

④背……精神不安

〈女神散《にょしんさん》〉

自律神経失調、更年期障害の薬で、のぼせ、めまいなどのある頑固な血の道症で、動悸、精神不安、頭痛、頭重があり、背中がカッと熱くなって汗をかくときなどに用います。

第7章

デオドラントグッズの知識

◆デオドラント剤の基礎知識

体のニオイと汗との深い結びつきについては、第3章ですでに説明しました。

体のニオイの発生の仕組みは、ワキガ臭も汗くささも、その基本的な発生過程はだいたい共通しています。

どちらも、原料となる汗の成分に皮膚面のアカやホコリや皮脂が混合され、そこに細菌が繁殖し、細菌による分解・酸化という過程をへて、脂肪酸やアンモニアなどのさまざまなニオイ物質が生じることで発生します。

ですからワキガ臭の場合でも汗くささの場合でも、デオドラント剤に求められる基本的な作用は同じであり、おおむね次の5つに分類されます。

①汗をできるだけ抑えること

②細菌の繁殖を抑えること
③発生したニオイを消臭・脱臭すること
④他の好ましいニオイでマスキングすること
⑤出てしまった汗を吸収し、拭き取ること

市販されている様々なデオドラント製品は、すべてこれらの作用をもつものを単独で、またはいくつかが組み合わされて製品化されています。

◆デオドラント剤の種類

それでは、①〜⑤の分類に従って、実際にどのようなデオドラント剤があるのかをみていきましょう。

①汗を抑える作用のある物質

これは、制汗剤と呼ばれ、汗腺の導管を閉塞して汗を外に出られなくする働きがあります。ホルムアルデヒドや塩化アルミニウム、硫酸アルミニウム、酸化亜鉛などがあります。これらは単独ではなく、用途によって軟膏、液状、スプレーなどの形で、他のデオドラント剤と組み合わせて使用されるのが一般的です。

②細菌を抑制する物質

酢酸、銀イオン、ホウ酸、過マンガン酸アクリノール、トリクロサンなどの物質は、菌の発育や増殖を抑えます。インプロピルメチルフェノールや塩化ベンザルコニウムなどの消毒剤が使用されることもあります。

また、より安全な殺菌作用のある物質として、緑茶などの植物に含まれるポリフェノールやフラボノイドなどの物質も利用されます。

③発生したニオイを消臭・脱臭する方法

これには、次の三通りの方法があります。

〈物理的消臭法〉

活性炭やゼオライトなどの無数の小さな穴を分子構造にもつ物質で、発散するニオイ分子を吸着してしまうもっとも効果的な方法です。活性炭は硫化水素や脂肪酸などのニオイをよく吸着します。これらは冷蔵庫の消臭などによく使われますが、デオドラント用品としては、靴の中敷きや生理用品などに応用されています。

〈化学的消臭法〉

いやなニオイ物質を薬剤によって別の無臭物質に変化させる方法。硫化水素・メチルメルカプタンなどの酸性臭はアルカリ化剤によって中和し、逆にアンモニアなどのアルカリ臭は酸性化剤によって中和します。薬剤は加工しやすいので、エアゾルタイプをはじめ、固形、液状、ゲル状など、多くのタイプの消臭グッズに応用され、体の汗やニオイに用いるデオドラント剤の多くが、この化学的消臭法を用いています。

④ニオイ物質を他のニオイ物質でマスキングする方法

この方法は、感覚的消臭法といわれます。これには、いやなニオイをもっと強いよいニオイの刺激で感じなくしてしまう方法と、2つのニオイを混合させて相互にどちらのニオイもより弱く感じさせる相殺法があります。

トイレや車などに使用される芳香剤が典型例ですが、消臭剤としては、口臭予防の洗口液にも応用されています。また、化学的消臭法と組み合わせた製品もあります。

香水の技術が発達している欧米では、これらの方法がもっとも盛んです。日本で現在市販されている消臭剤の多くには、なんらかの芳香剤が配合されていますが、日本人にとって清潔は「透明」「無臭」というイメージが強く、近年は無香性の消臭剤も増加しています。

⑤出た汗を直接、吸収したり拭き取ってしまう方法

これには、腋の下や靴の中にじかにあてるパット類やティッシュ類があります。これには、腋の部分に吸湿性のある素材のアテ布がついたドレスシールドや、最近では、汗わきパットに様々な消臭剤を配合したものや、ボディー化粧水や殺菌剤を含ませたティッシュなどが市販されています。

また、汗を洗い流すという意味ではスイス原産の消臭効果のあるアラム石を原料とした石鹸も効果的でしょう。

以上の①～⑤の作用の薬剤等が、様々に組み合わされて、用途に応じて機能的に使用できるように工夫されています。

たとえば、スプレータイプのものでは、爽快感やヒンヤリ感、サラサラ感などが得られます。直接皮膚に塗るタイプのものには、抗菌剤を配合した軟膏などがあります。これには、使いやすいスティックタイプ、また液体で皮膚への浸透を高めるロールオンタイプ、制汗作用の強いパウダータイプなどがあります。

◆デオドラント剤使用の注意

デオドラント剤の使用にあたって、まず大切なことは、自分の体のニオイのタイプに合った製品を選ぶということです。つまり、使用の目的が、強いワキガ臭を抑えたいのか、軽いワキガ臭を抑えたいのか、また汗を抑えたいのか、汗くささを抑えたいのか、香りを演出したいのかなどの目的をはっきりさせて、それに合った製剤を使用することが必要です。

そのためには、自分のニオイを正確に知る必要があります。

ワキガの自己判定には、前述の「耳アカ判定法」（55ページ参照）を利用するとよいでしょう。例えば、綿棒で耳アカの掃除をするときに「溶けたキャラメル状」の耳アカ（アメ耳）の人は「強度」、湿り気だけの人は「軽度～中等度」、パサパサで乾燥している人は「非ワキガ」と判定し、「強度」の人は塩化ベンザルコニウムのような強い殺菌剤の含まれた消臭剤を、「軽度～中等度」の人はフェノール系や銀系の殺菌剤の含まれた消臭剤を使用します。

ワキガでない人がこのような強い消毒剤を使用すると、通常の常在菌叢を乱し、かえってより強い細菌が繁殖し、ニオイが強くなることがありますので注意しましょう。そのような人は、植物系のマイルドな消臭剤がよいでしょう。

またワキガの程度の強い人は、皮膚に密着するクリームやロールオンタイプを使用し、軽度の人はスプレータイプを選択するとよいでしょう。

ニオイを消すのではなくコロンなどで香りを出したい場合に大切なことは、①整髪料等の他の芳香剤を含むものといっしょに使用しないこと。②揮発性のコロンは、使用後約一〜二時間後にアルコールが抜け、香りが落ち着くため、使用直後の香りではなく、30分以上たった時点を基準にして、つけすぎに注意すること。③揮発性のため、のどやエリまわりにつけると、鼻にまとわりつくため、胸元や腋の下の部分に使用すること、などです。

汗や汗くささの対策ならば、塩化アルミニウムなどのできるだけ制汗効果の高いものを選び、抗菌殺菌作用の強いものは、むしろ避けたいものです。これらの薬剤は、長期に使用すると、皮膚のかぶれや湿疹・皮膚の肥厚・色素沈着などの原因にもなります。また抗生物質配合の軟膏を長く使用していると、真菌などのカビが増殖する可能性もあるからです。

長年デオドラント剤を使用していると、皮膚に慢性の湿疹やかぶれ、皮膚沈着が生じやすい人もいます。その場合、腋の下の汗やニオイを気にするタイプなら、手術療法を考慮したほうがよいでしょう。

その他、通信販売などで宣伝されている紫外線照射法は、長時間同一部位へ使用することによって皮膚炎や皮膚癌などの誘因になることも否定できません。注意して使用すべきでしょう。

また、腋窩の皮下に色素を注入してニオイや汗を抑える方法も、体内に異物を入れるために様々な障害の原因となる恐れもあり、このような治療法も慎重に受けるべきでしょう。

◆ミョウバン・レモンを使った制汗、デオドラント

ミョウバンは硫酸塩などの複合塩で、最も古く、最も安く、最も身近で安全なデオドラント剤です。古代ローマ人も制汗剤として日常的に使っていたといわれます。現在は合成塩が漬物の色出しなどに使用されていますが、うまく利用すると肌のトラブルもなく、有効な制汗体臭予防剤になります。

ミョウバンは水に溶かして使用するのがよいでしょう。ミョウバン水の作り方は簡単です。市販のミョウバン（50g）を、1.5リットルのペットボトルに入れ、水道水を注いでフタをしてよく振るだけです。ミョウバンが溶けない場合には、1日そのまま放置すると、溶解して透明の液になります。

これをガーゼに浸して、腋の皮膚を拭いたり、スプレー器に入れ直接皮膚にスプレーします。水分が蒸発してミョウバンが残り、皮膚が弱酸性に保たれ、ニオイの原因である細菌の

繁殖を抑制します。水のかわりに緑茶を使用するとさらに消臭効果が高まります。

この原液は、冷蔵庫の中に保存するなら1カ月近くもちますが、高いものではありませんから、1～2週間に1回程度新しいものを作るのがよいでしょう。

ミョウバンの欠点は、市販の制汗剤に比べて効果の持続時間が短いことです。

ミョウバン水を朝だけでなく、夕方にもう一度使ってもよいのですが、外出時に持ち歩かねばならなりません。

そこで、レモンを一個しぼってミョウバン水の中に入れてみてください。レモンは酸性が強く制菌作用もありますので、体臭予防効果が持続するのです。またレモンの香りがマスキングにもなり、一石二鳥です。

ただし、いくら安全といっても体全体にスプレーしたり、顔に吹き付けたりはしないでください。体全体に使用すると、発汗作用を抑制して体温調節に影響することもあります。

また、人によってはかぶれることもあります。自分の皮膚にあった濃度のものを使用することが大切です。

◆重曹がもつ意外な体臭予防効果

重曹はパンのふくらし粉として知られていますが、正式名は、炭酸水素ナトリウムというナトリウム化合物です。小麦粉のパン生地が膨らむのは、重曹が加熱されると、分解されて気体の二酸化炭素ができるからです。また、重曹は、アルカリ性の性質があり、酸性の胃酸を中和しますので、昔は胃薬としてよく使用されました。

実は、重曹の体臭予防効果はこの「アルカリ性」の性質によるものです。アポクリン腺やエクリン腺さらには皮脂から分泌されるニオイ成分には、酢酸、酪酸、プロピオン酸といった酸性傾向を示すものが多いのですが、これらは重曹の「酸ーアルカリ中和反応」で、無臭化されるのです。

体のニオイ成分だけでなく、生ゴミや冷蔵庫、排水溝といった場所に発生するニオイは酸性のものが多いため、重曹は「台所のニオイ消し」としても有効です。

また重曹のニオイ抑制作用は、その「殺菌作用」も関係しています。皮膚面に住む細菌は、酸性状態では繁殖しにくいのですが、逆にアルカリ度が高くても棲みにくいのです。

重曹は「酸性臭」には効果的なことがわかりましたが、アンモニアなどの「アルカリ性臭」にはどうでしょうか?

実は、アンモニアなどのアルカリ性やほかの中性に近いニオイ成分にも、重曹は消臭効果があります。それは、重曹は水に溶けると、ナトリウムイオン（＋）と重炭酸イオン（－）に解離し、これらのイオンがニオイ成分の極性をイオン交換反応で中和するからです。重曹が食器などの「汚れ落とし」に効果的なのもこのようなイオン反応によります。

以上のように、重曹は、安全、安価で「身近なデオドラント剤」でもあるのです。

女性の場合、衣類の腋にあたる部分に色がつき「シミ」になると、お気に入りの洋服が着られなくなるので、汗やニオイ以上に衣類の「黄ばみ」で悩む人は多いのですが、その対策にも重曹が使えます。

第8章

汗対策と汗腺トレーニング

◆額・頭部の多汗症

額や頭部の多汗を訴える患者さんも増えています。原因としては、大きく分けて2種類が考えられます。

最初は、まず糖尿病や甲状腺の疾患がないか除外診断をしてもらいます。糖尿病や甲状腺機能亢進症でも顔の汗が増えることがあるからです。

疾患が否定された場合には、精神性発汗が原因となります。

エクリン腺は人間のほぼ全身に分布していますが、それが満遍なく散らばっているのではなく「密度」が濃いところと薄いところがあるのです。そしてこの精神性発汗はこのエクリン腺の密度の濃いところを中心に起こる傾向があり、実は「額」は体のなかでも最もエクリン腺が密集している場所なのです。

治療法は基本的には手のひらや足のうらなどの精神性発汗と同じですが、違いもあります。

まず、額は顔面にあるわけですから、腋の下のように制汗剤を塗りつけるようなことはできません。また、腋の下の手術療法や手のひらの神経ブロックのような根治的な治療法が、今現在開発されていないのです。

ですので、有効な治療としてはまず自律訓練法が考えられるのですが、対症療法としては塩化アルミニウム液で額の部分を湿布するのも、１日数時間であれば問題ないと思います。もちろん、かぶれなどの症状が現れたらすぐに中止してください。

◆顔の多汗を抑える「半側発汗」法

顔の汗は手のひらや腋の汗と異なり、隠すことができない故にいろいろと不便なことも多いのですが、もし一時的でよければ非常に安上がりで効果的な方法があります。

それは、胸の乳輪のあたりを強く圧迫することです。抑えている間は顔の汗は減ります。

これは「半側発汗」という一種の皮膚圧反射を利用したものです。

汗には、体の圧迫されている側の汗が減って、反対側の汗が増えるという性質があります。

ですから、体の上半身を圧迫すれば、顔などの汗が減って逆に下半身の汗が増えるのです。

ただし、いつも手で圧迫していることはできませんから、浴衣の紐などで胸を強く縛るとより効果的です。舞妓さんが帯で胸を強く圧迫しているのは、顔の汗を抑えることで化粧崩れを防いでいるからだと言われています。

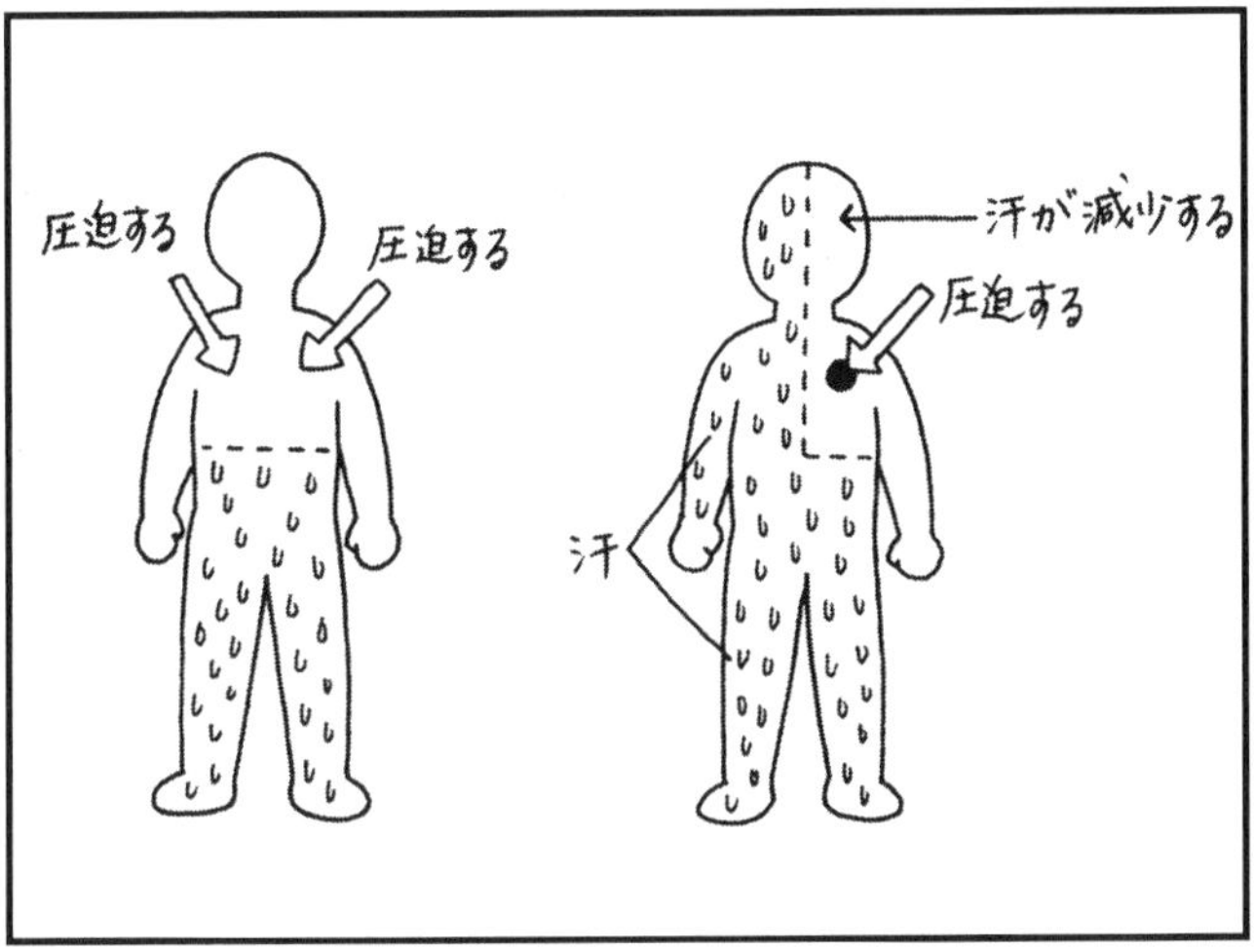

図９　半側発汗法——皮膚圧反射の応用

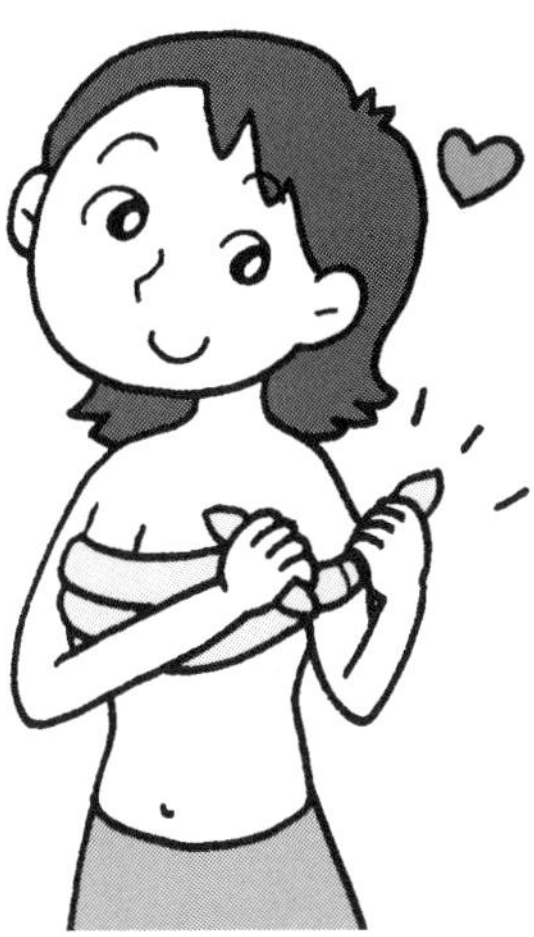

◆女性特有の多汗

女性の場合、更年期障害の一つの症状として、のぼせ・冷えなどとともに、全身性多汗が生ずることがよくあります。これは、更年期になり卵巣機能が衰えてくると、発汗を抑制するエストロジェンというホルモンの分泌が低下することが原因です。同時に、イライラや不安などの精神症状によって、精神性発汗のメカニズムが強く働くようになることも影響しています。

更年期障害に伴う発汗異常の予防で、最近注目されつつあるのは、日本古来の食べ物である納豆の効用です。アメリカの研究機関の報告では、納豆の成分中に含まれるイソフラボンに、女性ホルモンのエストロジェン様の物質が含まれており、更年期障害の症状の軽減に有効であることがわかりました。つまり、納豆を常食とすることで、薬物によるホルモン療法によらずに、多汗を防ぐことが期待できる可能性もあるわけです。

また、産後に急に汗かきになることはよく経験することですが、これもお産を通じて急激に女性ホルモンが減少することによります。これを産褥期多汗と呼び、普通は時間がたつと自然に治ってしまいますが、まれに精神性発汗のきっかけとなり、長く多汗に悩まされる人もいます。

治療は、第一の場合にはまず婦人科にてホルモンの検査をして、異常があればホルモン補充療法が効果的です。

精神性発汗に対しては、本来、前述の自律訓練法などの精神療法がまず選択されるのですが、強い多汗の場合には手術療法を考えてもよいでしょう。手術療法は、アポクリン腺型多汗の場合は大きな効果が期待できます。

◆水分を控えると脱水、便秘になり体臭が強くなる

多汗に悩んでいる人の中で、よく「汗をかかないように水分を控える」という人がいます。結論から言ってしまうと、その考えは間違っています。

発汗は、体温調節のために大変大切な役割を担っています。たとえ、水分を控えても体温を下げなくてはいけないときは、必要なだけの汗はかきます。

逆に必要でなければ、いくら水を飲んでもそれは汗でなく尿として出るのです。

また、暑いときに汗対策のために水分を控えると、脱水症状になって非常に危険です。

さらに脱水は便秘をまねくこともあり、便秘の状態が長く続くと、腸内で細菌がたんぱく質を分解してできたインドール、スカトール、アンモニアなどのニオイ物質を便として排泄しにくくなり、腸内濃度が高くなります。そうすると、一部は腸管から吸収され、肝臓で尿素に合成されない部分は、呼気や汗腺から分泌されるため、体臭が強くなることがあります。

◆出てしまった汗の対策について

「出てしまった汗」の対策ですが、「綸言汗のごとし」という諺があるように、一度出てしまった汗は元の汗腺に戻すわけにはいきません。ですから、基本は次の二つです。

一つは、汗を何かで吸いとることです。

最も一般的にはやはり「汗わきパット」でしょう。今は、殺菌効果があって小型のものが市販されています。

ただし、汗わきパットの使い方については、注意が必要です。

ワキガ型の多汗症の方ならば、一日中腋に当てていてもさほど問題はないと思いますが、精神性発汗の方は、四六時中使用することはお勧めできません。

なぜなら、精神性発汗は汗や腋に意識が集中することが発汗の遠因となっています。パットで汗を抑えようとすればするほど余計汗が出てしまうことが多いのです。

ですから、精神性発汗も関与している人の場合は工夫が必要です。例えば一日のうちで会社で人と会うときの何時間と決めて、そのときのみ当てるというような方法がよいでしょう。同じような理由で、ハンカチやティシュで腋を絶えず拭くような行為も最低限にとどめましょう。

出てしまった汗対策の第二は、汗をできるだけ「蒸発」させることです。

そのためには、やはり衣類の選択が大切です。

特に冬は断熱性が高く、通気性の悪い厚手の衣服を着るため、腋の汗が蒸発できずに、実際の汗の量は少なくとも、夏より多くの汗をかいたような気がします。

衣服を選ぶにはやはり素材に注意してください。

ポリエステルなどの疎水性の繊維はその表面に凝結水が付きやすいため腋に貯留する汗が増えます。

しかし、逆に綿などの親水性の高い繊維は速乾性が悪く、衣類そのものに汗が貯留してしまいます。このへんが難しいのです。

しかし今は、各メーカーから「吸水性」がよくしかも「速乾性」に優れた合成繊維や綿と合成繊維との組み合わせたものが開発されています。

デパートなどでは、デオドラントの知識のある販売員もいると思いますので、相談してみてください。

もう一つ大切なことは、衣類の着方です。汗を蒸発させるにはゆったりとした着方が理想ですが、冬ではそうもいきません。ですから体の保温効果があり、尚且つ汗が蒸発しやすい着方を工夫することです。

そのためには、肌と下着、下着とシャツ、シャツとセーター、セーターとオーバー、との間の空気層をうまく利用することです。

空気は最も優れた断熱材でもあり、蒸発材でもあるのです。

衣類間環境を工夫することは、冬の汗対策にはとても重要なことなのです。

◆汗腺トレーニングの方法

体臭の中でも、最近、汗のニオイが気になるという人が増加しています。

エクリン腺からでる汗は、本来無臭です。それが時間がたつと、皮膚の細菌や垢などが反応して「汗クサく」なるのです。つまり、臭う汗になるまでには、1時間くらいのタイムラグがあるので、かいた汗は拭き取ることで十分対応できるはずです。

ところが、最近、かいたばかりの汗のニオイが強く、タオルで拭いてもニオイが残る人が増加しています。

かいたばかりの汗が臭うのは、汗自体にニオイをつくる成分を含んでいるからです。

その典型が、日頃「汗をかかない人」なのです。

現代人は、一年を通じて、空調の効いた部屋にいることが多く、夏でも汗をかく機会が少ないため、汗腺の機能が低下しているのです。

本来汗はほとんど水に近いのですが、汗腺の機能が低下すると、血漿の成分を再吸収できないため、濃度の高い汗をかいてしまいます。これには、重炭酸イオンや尿素などが含まれているため、「ニオう汗」となってしまいます。

夏に、クーラーのきいた部屋から急に暑い戸外に出ると、ドッと大汗をかくことがあります。その汗はネバネバしていますが、それは濃度が高いからなのです。汗腺機能の低下している人、汗をかく能動汗腺の少ない人は、このような汗をかきやすくなります。

予防は、当然ながら「汗をかく」ことです。

同時に、夏前の5月くらいから、汗腺のトレーニングをすることで、汗腺の機能を高め、能動汗腺を増やすことが大切なのです。

①手足高温浴

浴槽にかなり熱めのお湯（43～44℃くらい、火傷をしないくらい）を少なめにはって、両手（ひじから下）と両足（ひざから下）を10分～15分くらいあたためます。５分ほどで大量の汗が出てきます。このとき、浴槽にイスをいれ前かがみになると効果的です。これは、短期暑熱順化という原理で、四肢は汗腺の予備力が一番多いところですので、能動汗腺を増やし、機能を高めるのには最も効果的なのです。

手と足だけを湯に浸すのは、脳から遠い足や腕の汗腺の機能は低下しやすく、その部分を積極的にトレーニングするためです。足や腕の血液が温められると、その血液が身体の深部にまわり、身体が芯まで温まると脳の温度センサーが働いて「いい汗」をかくことができるのです。しかも、その汗は効率よく蒸発して、体温を調節する理想的な発汗状態になります。

手と足を両方浸す体勢がキツイ人は、先に手だけ、その後で足だけ浸すのもよいでしょう。また、手だけ温めた翌日は足を温めるというように、日替わりで交互に行っても構いません。

ただし、「手足高温浴」は、高齢者や血圧の高い人は避けてください。

②微温浴

①で入っていた熱めのお湯にぬるいお湯を足して、今度はぬるま湯のお湯につかり、リラックスして、高温で高まった交感神経を安定させます。全身浴でも半身浴でも、リラックスで

良い汗をかくための3週間トレーニング

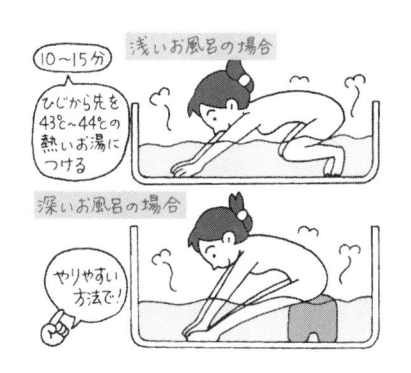

①高温手足浴

43～44℃の熱いお湯にひざ下とひじから先だけを10～15分浸して汗腺を目覚めさせる。全身浴だと体の負担が大きく、効果もないので、手足だけを温める。5分ほどで大量の汗が出てきます。

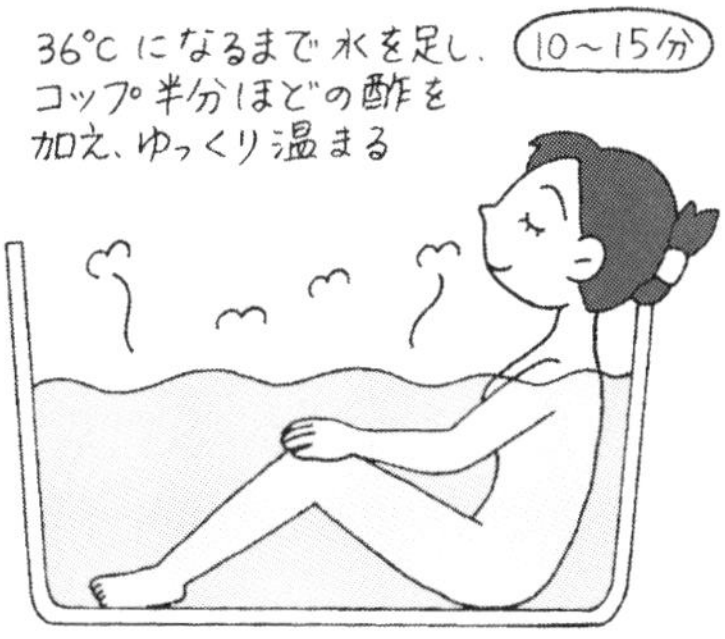

②微温浴

次に①の浴槽にぬるいお湯を足して36℃くらいにした湯に酢を入れる。半身浴でも全身浴でもよい。高温で高ぶった交感神経をリラックスさせるための入浴。酢には発汗を促す働きがあり、汗腺機能の回復を手助けしてくれる。

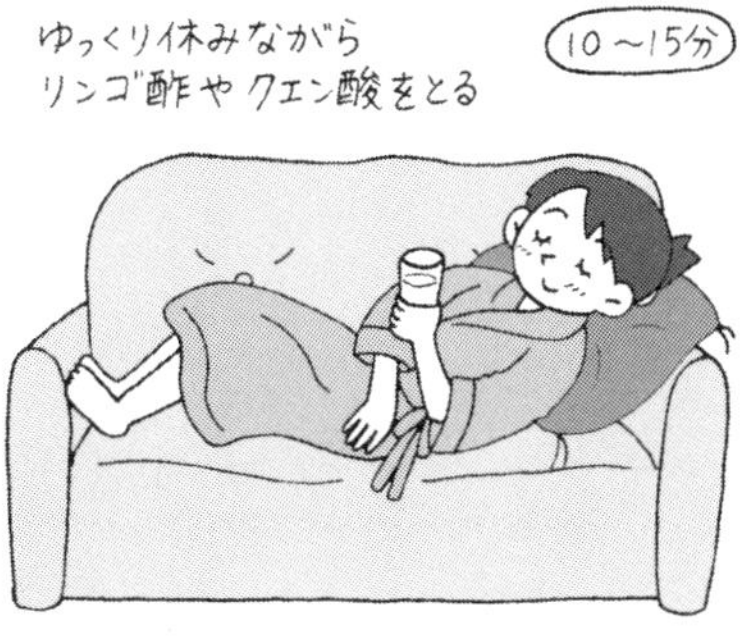

③汗の乾燥

風呂から上がったら、汗を拭き取り、ゆっくり休みながら、リンゴ酢や黒酢、クエン酸を使ったドリンク、ショウガドリンク（すりおろしたショウガに蜂蜜を加えてお湯で溶き、夏場は冷やしておく）で水分補給するとよい。

きればどちらでもかまいません。

このとき、両足の先を上下に動かす運動や、両手をグーパー握ったり開いたりする運動をすると、より効果的です。

手足高温浴では、交感神経が刺激されます。一方、微温浴では、副交感神経が優位になりますから、手足高温浴の後に微温浴を行うことで、高ぶった交感神経を鎮め、自律神経のバランスを取るのです。

微温浴のとき、お湯に酢を入れると効果が高まります。リンゴ酢や黒酢でもかまいません。酢には発汗を促す働きがあり、汗腺機能の回復を手助けしてくれます。

③風呂上がりのケア

お風呂から上がったら、十分水分をタオルで拭いてゆっくり汗を出し、自然の風やうちわなどで汗を蒸発させ、自然に体温を下げるようにします。首すじや腋の下をうちわで仰ぐと効果的に体温を下げてくれます。汗がひいてから衣服を身につけるようにします。

クーラーや扇風機は使わないでください。せっかくのトレーニングが水の泡です。皮膚の温度センサーが「涼しくなった」と勘違いして、せっかく開いた汗腺が閉じてしまいます。汗はさっとひきますが、脳の温度は高いままです。こうなると、眠ったときに極端な汗をかくようになります。その結果、反動で明け方には身体が冷え切ってしまうのです。夏のだるさは、こうしたことが原因になっています。

体温調節は汗の本来の仕事ですから、クーラーに頼らず汗に任せることが大切です。

そして、体のエネルギー代謝を円滑にするクエン酸を含んだリンゴ酢や黒酢のドリンク（リンゴ酢や黒酢を水やジュースで割る）、汗腺の機能を高めるショウガドリンク（すりおろしたショウガに蜂蜜を加えてお湯で溶き、夏場は冷やしておく）で水分補給をします。汗腺トレーニングの効果が高まります。

以上のトレーニングを3週間ほど続けると汗腺機能が高まり、日を追うごとによい汗をかけるようになります。

◆暑熱順化を応用した「夏の汗対策」

「夏の汗対策」には、長期的視野が大切です。

いつも暑いところで住んでいる熱帯地方の人はあまり汗をかきません。長年暑いところで生活していると基礎代謝が低くなり熱の産生が少なくなったり、皮膚の血流量が増して皮膚温が上がり、熱の放出が盛んになるため、汗そのものをかく必要性が少なくなるのです。しかも、熱いところで生活していると自然に汗腺が訓練されて、より塩分の少ない、少量の発汗でも体温の調節ができるように汗腺機能が高まるのです。

これを「長期暑熱順化」といいます。

実は、このことは夏の汗対策にも応用できるのです。つまり、夏本番になる前から汗腺の機能訓練をするのです。長期暑熱順化に対して「短期暑熱順化」といいます。

具体的には、春先から有酸素運動を始め、同時に前述の汗腺トレーニングをします。梅雨時からはクーラーを使わない生活をして、全身の汗腺を暑さに慣らします。

当然夏は、できるだけ冷房に頼らない生活を心がけます。

このような生活を数年続けると、結果的に熱帯地方の人の「長期暑熱順化」と同様な汗腺ができあがってくるのです。

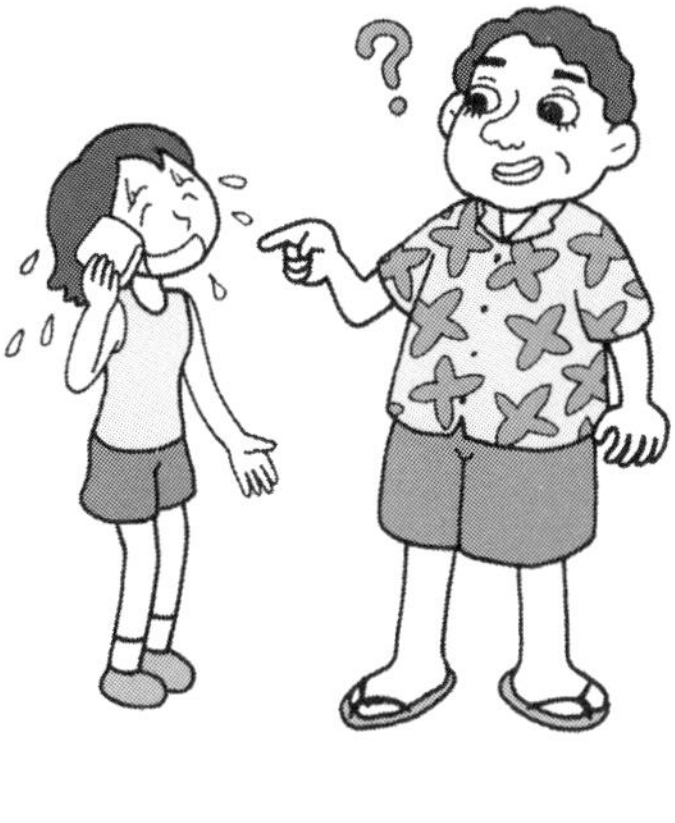

◆岩盤浴と汗

新しい発汗健康法として私が推奨しているのが「岩盤浴」です。

一時、若い女性を中心にブームとなり、全国各地に岩盤浴店舗が軒を連ねました。現在は、一過性のブームは去りましたが、根強いファンによってその文化が支えられています。

岩盤浴のシステムは至ってシンプルで、温めた岩盤の上に横たわって遠赤外線を味わう……それだけです。それがなぜ発汗健康法となるのか、これからご説明します。

岩盤浴の効用は大きくわけて「遠赤外線」と「マイナスイオン」のふたつです。

発汗の仕組みについては本書の2章にて詳述しましたが、水分の多い小粒のサラサラ汗がよい汗で、栄養分を含んだ大粒のベトベト汗が悪い汗といわれています。

岩盤浴では、遠赤外線による「共鳴振動」とマイナスイオンによる「界面活性作用」によって汗の粒を小さくし、サラサラにする効果があるのです。

また、小さくなった汗の粒は、血漿への再吸収がされやすく、血液もサラサラにします。サラサラの血液は末梢の血管まで酸素を運ぶことができ、これによって新陳代謝が高まるのです。それと同時に、マイナスイオンが血液中の赤血球のヘモグロビンに含まれる鉄分に多くの電子を与え、酸素との結合を強くします。これによって多くの酸素が肺から各組織に運ばれることになります。

遠赤外線は、まんべんなく均一に身体を温める効果があります。炭火で焼いた魚とガスで焼いた魚、どちらが美味しいかは食べたことがある方ならご存じと思いますが、ガスで焼いた魚に比べて炭火で焼いた魚は、中心までまんべんなく火が通っていることがわかるでしょう。これが遠赤外線の働きなのですが、岩盤浴ではこれと同じように、短時間で体の芯まで温まることができるのです。

ほかにも岩盤浴の驚くべき効果はたくさんありますが、詳しくは拙著『岩盤浴の秘密』（ハート出版）をご覧ください。

◆ヨガと汗

ヨガは岩盤浴と同じように「よい汗」がかけるようです。

ホットヨガを体験した人は、岩盤浴の体験者とほとんど同じ印象を述べます。

それは、「今までにないほど、たくさんの汗をかいた。しかも、その汗がサラサラしていた」というものです。

ヨガでなぜ、たくさんのサラサラ汗をかけるのでしょうか?

ホットヨガの場合の「室内の高温環境」を除外すると、理由は2つあります。

第一は、汗の原料である皮膚血液量がヨガで増えるからです。

汗の原料は血液です。その血液の流量が、ヨガの動作によって、非常に増加するのです。

通常のスポーツは筋肉に無差別かつ激しい運動を要求しますが、ヨガでの筋肉運動は「骨格筋の自然な伸びと、自然な復元」を基本とします。

ヨガによる筋肉の無理のない「伸展ー収縮」の連続は、血液の流れ、特に静脈とリンパ系に「筋肉ポンプ」として働き、静脈血やリンパ液の心臓への「還流量」を増加させるのです。実は、心臓が体の各組織にどれだけ多くの血液を送れるかは、心臓にどれだけ多くの静脈血が帰ってきたかで決まります。

これは呼吸法と同じです。呼吸とは字のごとく、「呼」つまり吐くことが先で、「吸」は後です。古い空気が肺に残っていては新しい空気が入ることはできないのです。いかに多くの空気を吸えるかは、いかに多くを出せるかによるのです。

血液も同じです。より多くの静脈血が心臓に還流することで、心拍出量が増加し、より多くの動脈血が抹消の組織（特に皮膚）に供給されることになるのです。

つまり、筋肉からの静脈血やリンパ液の心臓への還流（ドレナージ）は、結果的には元に戻って、皮膚へ血液を供給することになり、汗をかきやすい環境を整えるのです。

第二は、ヨガによる骨格筋の運動による効率的な熱産生です。

骨格筋から発生した熱は、その周囲を流れている血液の温度を上昇させ、それがさらに脳温を上昇させます。脳温の上昇は、視床下部の発汗中枢を刺激して、発汗指令となります。

ここが、「ネバネバ汗」になるか「サラサラ汗」になるかの別れ目です。

通常、温度センサーは、皮膚表面と脳との2箇所にあります。皮膚のセンサーは、外気温の急激な変化に対応し、脳のセンサーは、「体の芯＝深部温」の変化に対応しています。

したがって、皮膚温から受けた発汗指令は急激な外部環境の変化に対応するために、「一気に」すばやく出る傾向があります。一方、脳温から受けた指令による汗は、安定的、恒常的に体温を一定にさせたいため「じっくり」出る傾向があります。

汗は「一気」に出ると、血漿の成分を多く含んだネバネバ汗となり、「じっくり」出ると、血漿のミネラルなどの成分を元に戻して、水に近い「サラサラ汗」となります。

ヨガで、岩盤浴と同じように「たくさんのサラサラ汗」が出るのは、このような医学的な理由があるからなのです。

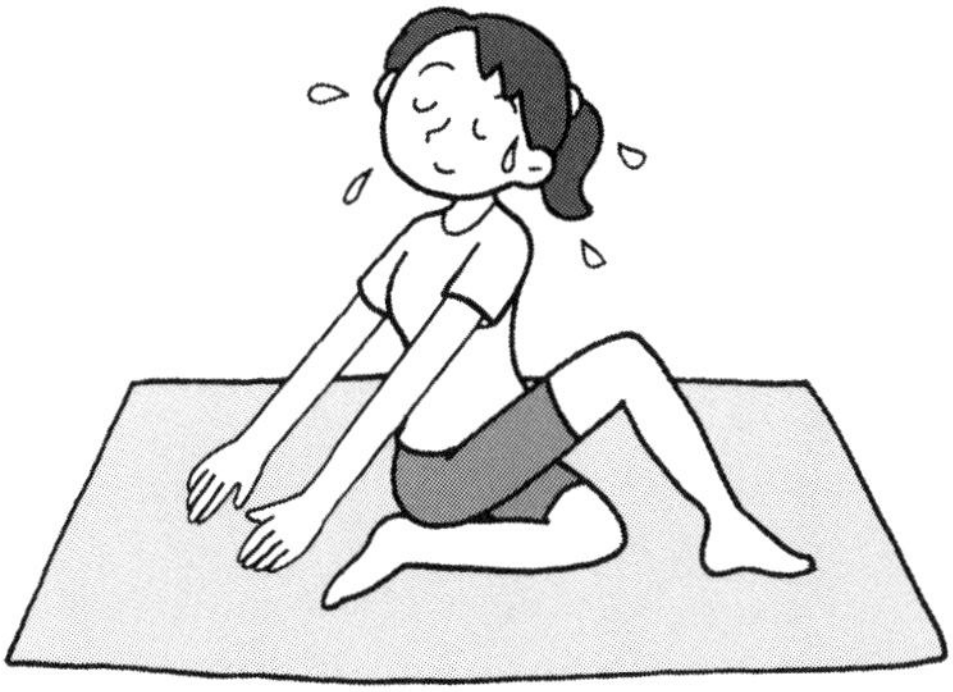

【参考文献】

本書の発汗についての基礎生理の部分は、主に愛知医科大学・小川徳雄先生の「新・汗のはなし」（アド出版）を参考および直接引用させていただきました。ここに心よりお礼申し上げます。

他の文献では、中山照雄・編「温熱生理学」（理工学社）、中山照雄・入来正躬・編「新・生理大系」（医学書院）、真島秀雄著「生理学」（文光堂）などを参考にさせていただきました。

次に本書からの引用に関してですが、副乳多汗症および試験切開については現在のところ、学会や一般医学雑誌では未発表です。もしこの部分に言及される場合は、本書からの引用であることを一言付け加えていただきたいと思います。

また、最近美容外科医院の広告の中で、「皮下組織剥離法」とか「直視下摘出法」などと、当院で行っている手術法とまぎらわしい名前をつけて宣伝しているものがありますが、五味法（直視下剝離法）とは一切関係がないことをここでお断りしておきます。

[著者略歴]
医学博士　五味 常明
（ごみ　つねあき）

五味クリニック院長
体臭・多汗研究所所長

1949年、長野県生まれ。一橋大学商学部、昭和大学医学部卒業。昭和大学形成外科等で形成外科学、および多摩病院精神科等で精神医学を専攻。患者の心のケアを基本にしながら外科的手法を組み合わせる「心療外科」を新しい医学分野として提唱。
体臭・多汗治療の現場で実践。ワキガの治療法として、患者が手術結果を確認できる「直視下剝離法（五味法）」を確立。TVや雑誌でも活躍中。
主な著書・監修書に「体臭恐怖」「デオドラント革命」「発汗健康法　岩盤浴の秘密」「楽しくなければ介護じゃない！」（以上ハート出版）「介護・臭いで困っていませんか」（共著・講談社）「40代からの気になる口臭・体臭・加齢臭」（監修・旬報社）「読むだけで汗が少なくなる本」（講談社）「汗をかけない人間は爬虫類化する」（祥伝社）などがある。

カバーデザイン：デザイン サンク
本文イラスト　：鳥取秀子

新・もう汗で悩まない

平成 9 年2月24日　　第1刷発行
平成18年8月28日　　第8刷発行
平成22年3月14日　新版第1刷発行

著　者　五味 常明
発行者　日高 裕明

発　行　株式会社ハート出版
〒171-0014 東京都豊島区池袋3-9-23
TEL.03(3590)6077 FAX.03(3590)6078
定価はカバーに表示してあります。

ISBN978-4-89295-667-6　C2077　編集担当・西山　乱丁・落丁本はお取り替えいたします
印刷・中央精版印刷株式会社